林 刚 江 东 付晶莹 郝蒙蒙 ◎ 著

# 面向公共卫生与流行病学分析决策的空间信息技术应用

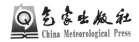
气象出版社
China Meteorological Press

## 内 容 简 介

流行病学是研究疾病(或健康事件)的分布及其影响因素的学科。病因、环境和宿主三者相互作用影响疾病的传播流行,除环境因素与地理位置有关外,病因和宿主在空间上也可能存在区域差异。本书立足公共卫生与流行病学防控的实际情况,综合利用流行病学、统计学和地理信息系统等方法,构建了以地理信息系统和大数据分析为主要技术手段的空间流行病学研究框架,针对近年来新发和再发的内脏利什曼病(黑热病)和人感染禽流感等开展了疾病的时空分布、影响因素、传播风险评估以及空气污染物健康影响评估工作,以期为防控与环境密切相关的新发、再发传染病以及公共卫生健康问题提供全新思路,提升国家应对公共卫生安全事件的能力。

**图书在版编目(C I P)数据**

面向公共卫生与流行病学分析决策的空间信息技术应用 / 林刚等著. -- 北京 : 气象出版社, 2022.4
ISBN 978-7-5029-7830-3

Ⅰ. ①面… Ⅱ. ①林… Ⅲ. ①空间信息技术-应用-公共卫生学-卫生管理②空间信息技术-应用-流行病学-卫生管理 Ⅳ. ①R1

中国版本图书馆CIP数据核字(2022)第198181号

审图号:GS京〔2022〕0461号

Mianxiang Gonggong Weisheng yu Liuxingbingxue Fenxi Juece de Kongjian Xinxi Jishu Yingyong
**面向公共卫生与流行病学分析决策的空间信息技术应用**
林 刚 江 东 付晶莹 郝蒙蒙 著

出版发行:气象出版社

地　　址:北京市海淀区中关村南大街 46 号　　　　　邮政编码:100081
电　　话:010-68407112(总编室)　010-68408042(发行部)
网　　址:http://www.qxcbs.com　　　　　　E-mail:qxcbs@cma.gov.cn
责任编辑:蔺学东　　　　　　　　　　　　　　终　　审:张　斌
责任校对:张硕杰　　　　　　　　　　　　　　责任技编:赵相宁
封面设计:地大彩印设计中心
印　　刷:北京建宏印刷有限公司
开　　本:787 mm×1092 mm　1/16　　　　　　印　　张:4.75
字　　数:140 千字
版　　次:2022 年 4 月第 1 版　　　　　　　　印　　次:2022 年 4 月第 1 次印刷
定　　价:60.00 元

# 目　录

# 第 1 章

# 绪　　论

# 1.1 公共卫生事件及其特点

突发公共卫生事件是指突然发生,造成或可能造成社会公众健康严重损害的重大传染病疫情、群体性不明原因疾病、重大食物和职业中毒及其他严重影响公众健康的事件[1]。一般来说,突发公共卫生事件包括各类感染性疾病、传染病、寄生虫病的暴发流行,意外事故等导致的化学性、放射性毒害物质泄漏对群体造成的损害、出现集体性的中毒死亡或危害,群体性的、突然的、原因不明的出现类似的症状和体征甚至死亡,地方病的区域性流行,预防性服药或者预防接种后的群体性异常反应,洪水、飓风、地震等各类自然灾害发生时或者发生后出现的群体的疫情,职业性的中毒或者损害;恐怖活动等造成的大量人员的伤害[2]。根据突发公共卫生事件性质、危害程度、涉及范围,突发公共卫生事件一般可划分为特别重大(Ⅰ级)、重大(Ⅱ级)、较大(Ⅲ级)和一般(Ⅳ级)四级[3]。

突发公共卫生事件一般都具有以下几个特点。

第一个特点是突发公共卫生事件原因的多样性。比如各种严重传染病。许多公共卫生事件与自然灾害有关,如地震、洪水、火灾等。公共卫生事件还与环境污染、生态破坏、交通事故等事故和灾害密切相关。社会安全事件也是促进公共卫生事件形成的重要原因之一,如生物恐怖主义。此外,还有动物疫病、病原微生物、药物危害、食物中毒、职业危害等。

第二个特点是传染病分布不同。在时间分布上,不同季节的传染病发病率会有所不同。比如传染性非典型肺炎(SARS,以下简称非典)一般发生在冬季和春季,而肠道传染病多发生在夏季。分布的差异也体现在空间分布的差异上,传染病的地域分布是不同的,比如我国南方和北方的传染病,还有人口分布也有差异。

第三个特点是疫病传播的广泛性。特别是现在我们处于全球化的时代,某种疾病很轻易地就能在不同国家间传播流动,如通过现代交通工具,一旦传播,就会成为全球范围的传播。此外,一种传染病一旦具有传染源、传播途径和易感人群这三个基本流通环节,就有可能无国界地广泛传播。

第四个特点是公共卫生事件危害的复杂性。重大公共卫生事件不仅会对人们的健康产生影响,而且还会对环境、经济甚至政治产生重大影响。例如,2018年传入我国的非洲猪瘟疫情,虽然非洲猪瘟不会传染给人,但确实给我国造成了巨大的经济损失。

第五个特点是公共卫生事件治理的综合性。治理共需要以下四个方面的结合:第一是技术与价值的结合,我们不仅要有先进技术,而且要有价值层面的投入来支持防控治理工作;第二是直接任务与间接任务相结合,这既是一种直接的愿望,又是一种间接的社会任务,因此应该结合起来;第三是相关的责任部门与其他部门相结合;第四是国际与国内相结合。此外,在解决公共卫生治理问题时,还应注意解决如社会体制、机制这样的深层次的问题,还要注重如何提高工作效率和人民素质。只有将涉及的不同层面问题通过综合的治理,才能促使公共卫生事件得到有效的治理和解决。

# 1.2　公共卫生事件对社会发展的影响

　　近年来,国内外频繁突发公共卫生事件,例如,2003 年的非典、2009 年的甲型流感(H1N1)、2013 年的甲型 H7N9 流感疫情、2014 年的西非埃博拉病毒、2018 年的非洲猪瘟疫情(ASF)和 2019 年的新型冠状病毒肺炎(COVID-19)都对我国国家建设和社会经济、人民的利益造成了巨大损失,甚至引起公众恐慌。

　　因为突发公共卫生事件涉及的范围很广,一方面,危害人们的身心健康,可能会长期在人们心中产生阴影;另一方面,一些突发事件会涉及不同的社会利益,具有高度的敏感性和关联性。如果处理不好,很容易导致社会混乱,进而影响社会经济发展和政府的国际声誉。

　　公共卫生事件的发生,一方面,打破了人们日常平衡的心理行为和正常的生活秩序;另一方面,直接影响经济发展,威胁社会稳定。在疫情暴发期,人们普遍存在恐慌心理,特别是传染病谣言的传播,对社会产生负面影响,扰乱了正常的生产生活秩序,影响国家乃至全球的经济、政治和社会生活。全球化使人类社会日益互联互通,也使得突发公共卫生事件在个别地区或领域迅速发展成全面危机,影响整个国际社会,严重影响突发公共卫生事件管理系统(PHEMS),进而威胁全球的社会稳定与和谐、经济建设和可持续发展等。2019 年 12 月,在我国武汉华南海鲜市场为中心发现的新型冠状病毒肺炎传染,对城市治理体系应对突发公共卫生事件的及时性和准确性提出了巨大挑战,也为各国加强应对突发公共卫生事件敲响了警钟。安全问题是人类生存和发展的关键问题,对社会经济的可持续发展具有极其重要的作用。为了保持资源、经济、社会和环境的协调,城市的公共安全问题至关重要。面对这类事件的发生我们必须及时做出响应,采取应对的措施和充足的制度保障,从而降低该类事件造成的影响。

# 1.3　GIS 在公共卫生事件的应用

　　阐明疾病的空间分布特征、分析疾病与周围环境的关系是流行病学研究的重要内容之一。然而,由于缺乏应用于流行病学相关的空间数据收集、管理和分析工具,流行病学研究很难获得与疾病分布相关的空间数据与资料。此外,多维空间数据处理的复杂性使得与疾病相关的空间数据分析难以深入。近年来,地理信息系统及其相关分析方法的飞速发展,为流行病学的研究开辟了新的途径。

　　地理信息系统(Geographic Information System,GIS)是基于地理空间数据库,以计算机软件、硬件为支撑,对整个或部分地球表层(包括大气层)空间中的有关地理分布数据进行采集、储存、管理、运算、分析、显示和描述的技术系统。它将地理空间信息与某一区域内与地理信息相关的一些属性信息相结合,实现对地理和属性信息的综合管理。由于其独特的空间信息处理功能,已被广泛应用于许多领域,并可应用于任何存储和操作地理数据的地方。它使用户能够以一种新的、更有效的方式查看和显示疫情数据,已经成为许多领域的主要辅助决策工具之一。GIS 不仅可以实现地理要素数据的可视化,更有利于控制疾病的数据再利用和进一步的分析,如类比分析。

地理信息系统的功能主要包括空间数据的输入、存储和编辑,操作运算,数据查询、检索,数据分析、显示和结果输出。数据是流行病学研究的重要对象之一,包括疾病监测数据、动物分布数据、环境因素数据等。GIS作为一种将空间数据与流行病学数据结合起来进行分析的工具,具有最基本的功能,可以有效地获取和分析这些数据[4]。显示功能主要是将疫情相关信息和统计分析结果在地图上显示,即制作专题地图。GIS必须具备制作多种地图的工具,如等高线、符号、阴影和符号形状等。普通地图显示通常需要一系列临时图形,有时没有严格的地图组成,如查询和统计结果。在流行病研究中最常用的功能是对疫病分布的显示和统计结果进行专题地图显示。

疾病监测数据的空间分布属性通常以两种形式表示:一种是基于实际的空间坐标,如疾病发生的具体位置,通常用经度和纬度来描述;另一种是利用行政区划作为疾病数据空间分布的参考,如省、市、县、乡的疾病数据。这两种不同形式的疾病数据在可视化显示时有不同的表现形式。一种以空间坐标为参考的数据显示为一个点,通常用于研究疾病的空间分布格局;另一种以行政区划为参照的数据,以面或区域的形式显示,这些数据通常用于研究不同区域之间疫情的相关性以及疫情传播的规律和趋势。

空间分析是指"能以不同的方式操作空间数据,并从中提取额外信息作为结果的能力",包括从地理学、统计学和其他学科中发展出来的用于分析和关联空间信息的方法和手段。这些基于紧密相邻和分布联系的空间关系构成了空间分析的核心[5]。空间分析的研究对象涵盖了从空间数据的可视化和探索到空间统计和空间计量学的广泛领域。其技术体系的特点是探索和证明空间观测对象之间的依赖关系。空间分析的主要目标是:①有效、科学地获取、描述和识别空间数据;②理解和解释空间数据的背景过程;③在掌握现状或事件发生规律的前提下,利用空间模型预测未来的情况;④调控发生在地理空间上的事件。它们在流行病学领域的研究和应用极大地推动了这一领域的发展。它可以有效地管理流行病学研究数据中的空间相关数据,分析不同地区疾病分布和变化的关系,探索疾病的成因和各种影响因素,从而为疾病的预警和预测预报、控制计划的制定、控制效果的评价等方面提供科学的决策依据[6]。

传染病和慢性疾病的呈现是一个动态性演化的过程,在这个过程中大多数疾病的发生和传播往往与一些环境因素密切相关。通过GIS的空间分析技术对影响疾病时空分布模式的环境因素进行分析,可以在一定程度上揭示导致某些疾病发生或传播的风险因素。GIS另一个显著的应用分析便是根据历史数据的分析,通过与应用统计学实体模型紧密结合,将数据分析的结果转化成地图显示将来疾病潜在性发生的热点地区,并可以预测分析疾病的发展趋向的"晕环状",进而帮助相关人员在了解未来疾病产生概率的基础之上能够充足响应和采取措施。

疾病预防控制是指在认识到疾病发生的时空规律或确定引起疾病的危险因素后,通过接种疫苗、隔离患者、有效配置医疗资源等手段进行疾病预防。其中,分析疾病发生的时空趋势是疾病防控的前提。根据影响疾病发生和传播的环境因素以及疾病的空间分布特征建立空间模型,可以预测疾病的流行强度、媒介范围和疾病的空间分布,从而为疾病监测和预防提供有效依据。GIS的空间数据处理能力、空间分析、显示和模拟功能解决了疫病空间分布的可视化、疫病分布模式的探索和对疫病扩散/缩小的动态模拟等问题,在疫病流行规律的揭示、疫病预警预报、控制计划的制定和对疫病控制效果评价等方面有着十分重要的作用和意义[7]。

  GIS 应用于流行病学分析与传统流行病学不同的地方在于,传统流行病学对疾病地理分布的探讨,忽视了疾病区域数据的空间自相关性和空间信息,降低了研究效率;而利用 GIS 处理数据则可以研究区域变化量的空间分布和空间关系[8,9]。GIS 可视化分析疾病数据的最基本方法是绘制地区分布图。地区分布图将疾病数据按地区进行统计,并按不同颜色或色号将疾病的严重程度描绘出来,直观地提供疾病分布聚集性的线索。在绘制地区分布图后,GIS 可利用多种方法探讨因素的聚集性、聚集风险和聚集范围,并给出统计学上的检验结果[10]。

  将 GIS 的空间分析应用于流行病学研究,可使该领域研究人员能够确定疾病发生的时空模式和格局、揭示影响疾病发生和传播的危险因素、预测疾病流行趋势,从而对医疗资源进行有效的配置。然而,从整体上看,空间分析在流行病学研究中的应用仍处于初级阶段。这是因为一些空间分析的模型、方法和技术本身尚存在许多不完善之处,并且长期以来积累的流行病学数据缺乏空间属性,这些都限制了空间分析技术和方法在流行病学研究中的应用。

  但是,地理信息系统可以处理海量数据,并结合空间分析技术,决定了其在分析疾病地理分布模式和社会、自然环境条件关系中的核心作用,作为疾病的预防和干预决策支持系统的核心,其潜力是不可替代的[11]。因此,随着信息技术的发展、GIS 空间技术的进一步广泛应用和空间数据分析理论、技术和方法体系的完善,GIS 将为流行病学研究做出巨大的贡献。

第 $2$ 章

空间信息技术在公共卫生与
流行病学分析领域的研究应用

# 2.1 喀什地区内脏利什曼病的时空变化和热点检测

## 2.1.1 研究背景

内脏利什曼病（Visceral Leishmaniasis, VL）又称黑热病,在我国仍是一个严重的公共卫生问题。根据生态系统和感染源,中国西部地区的 VL 流行病可分为两种类型[12, 13]:第一种是由婴儿利什曼原虫引起的动物传染病,分为山地亚型和沙漠亚型,山地亚型主要分布在甘肃省和四川省,而沙漠亚型属于地方性流行病,主要分布在新疆、内蒙古西部和中国西北沙漠地区的甘肃北部[12];第二种是人类传染病,是新疆维吾尔自治区喀什地区平原绿洲中的地方性传染病,该病的多发群体为 20 岁以下的年轻人[14],它通过人与人的接触进行传播,没有发现动物宿主[15]。该病的临床特征主要表现为长期的不规则发热、脾脏肿大、贫血、消瘦、白细胞计数减少和血清球蛋白增加。

喀什地区位于新疆维吾尔自治区西南部,是 20 世纪以来中国 VL 流行最严重的地区之一[16, 17]。在过去 10 年里,当中国其他地区的 VL 患病率基本得到控制时,喀什地区的患病率不减反增[18],这些患者自 20 世纪 90 年代以来就成为了感染源,可能是由于药物缺乏、医疗支出不足、全球变暖、农业人口流动、环境变化、对 VL 造成的损失缺乏关注、VL 患者不能在适当的时间内接受治疗等原因而造成的[12, 16, 19]。在很长一段时间内,针对 VL 的流行病学研究一直通过回顾性调查和纯空间分布模型来分析 VL 的时间分布或空间分布[16, 17],而对该地区 VL 疾病时空分布特征的探索却相对欠缺。因此,从流行病学的角度来看,利用地理信息系统（GIS）、遥感、扫描统计等先进技术来分析时空分布,进而制定防治措施是十分必要的。

本章中,在关注和分析 VL 暴发的时空特征,特别是聚类特征的基础上,对 VL 的暴发进行了 GIS 分析(一种强大而有效的工具,用于研究包括集群型、随机型或分散型分布在内的空间模式)和扫描统计,并进一步分析它们与周围地理、环境因素的关系。其中,平均最邻近距离（average nearest-neighbor distance, ANN）、多距离空间聚类分析（Ripley's K-function）和空间自相关分析（Moran's I）用来评估现有 VL 病例分布的空间自相关性;热点分析（Getis-Ord Gi*）方法用于识别病例的热点和冷点区域;时空扫描统计方法用于检测内脏利什曼病的时空聚类特征。

## 2.1.2 数据和方法

### 2.1.2.1 研究区域

喀什地区位于中国西北部、新疆维吾尔自治区的西南部。喀什以东是塔克拉玛干沙漠,北面是天山，西面是帕米尔高原，南面是喀喇昆仑山。该地区位于北纬 35°28′—40°16′，东经 71° 39′—79°52′，东西宽约 780 km，南北长约 535 km，占地面积 162000 km²，在 12 个市（县）拥有超过 488.82 万人。据气候资料显示，该地区属温带大陆性干旱气候，年平均气温约 11℃。喀什地区是目前我国内脏利什曼病的主要流行地区之一，近年来，已经暴发了数次疫情，病例数占新疆病例总数的 90% 以上。

### 2.1.2.2 数据采集

本章对 VL 病例回顾性分析研究所采用的 2005—2017 年新疆喀什地区 VL 病例数据，来源于中国疾病预防控制中心运行的基于网络的国家疾病报告信息系统（National Diseases Reporting Information System，NDRIS），该系统报告了 VL 病例的被动监测数据。根据 2004 年 12 月修订后实施的《传染病防治法》，国家传染病监测信息系统（NDRIS）对我国的 VL 病例进行了强制性报告[20]，每个病例都记录了如姓名、年龄、性别、诊断情况、出生日期、发病日期和当前地址代码等信息，并从新疆测绘局收集了关于该地区的地理信息数据。为了通过 GIS 进行 VL 空间分布分析，根据从测绘局获得的行政边界图（比例尺 1∶25000）生成了县界和多边形图层。所有 VL 病例都使用了不同时间段的经纬度坐标进行地理编码，并使用 ArcGIS 10.2 软件通过行政化代码与多边形的县级图层进行匹配。

本章中使用的有关环境因子的 GIS 数据中，归一化植被指数（Normalized Difference Vegetation Index，NDVI）来源于美国国家海洋和大气管理局（National Oceanic and Atmospheric Administration，NOAA），温度和降水数据来源于中国科学院资源环境科学数据中心（Resources and Environmental Scientific Data Center，RESDC），相对湿度数据来源于中国气象局（China Meteorological Administration，CMA）。

### 2.1.2.3 方法

本章采用以下步骤对 VL 病例的时空聚类特征进行研究。

步骤 1：采用描述性统计方法从研究区域获得该疾病的一般流行病学特征以及每年和每月的时间分布。

步骤 2：采用 GIS 对病例的经纬度位置进行地理编码，应用空间自相关指数（Moran's I）、平均最邻近距离（ANN）和多距离空间聚类分析（Ripley's K 函数）等全局聚类技术对现有病例的分布进行分析和评估。

步骤 3：利用热点分析（Getis-Ord Gi*）统计量分析局部空间集群，并区分热点和冷点的位置。

步骤 4：利用 Kulldroff 的时空回溯排列扫描统计方法来检测 VL 的时空集群。

步骤 5：通过简单的定量统计分析，讨论热点和时空聚集区的 VL 空间集群分布与环境因子的关系。具体研究方法及过程如图 2-1 所示。

（1）全局莫兰指数

Moran'I 统计量用于空间自相关的测量[21]，采用 Z 评分和 P 值评估指标的显著性。Moran'I 值在 −1 到 +1 之间，其中 Moran'I $>0$ 表示正空间自相关，Moran'I$=0$ 表示随机分布，Moran'I $<0$ 表示负空间自相关[22]。Z 评分用于决定是否拒绝原假设，P 值用来检验错误拒绝的概率[23]。Moran's I 已广泛应用于流行病学，包括在出血热[24]、利什曼病[25]、人类布鲁

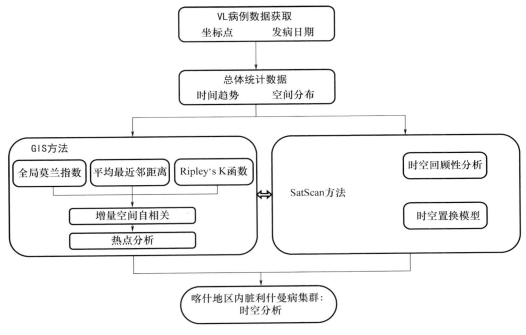

图 2-1  技术路线图

氏菌病[26]和 5 岁以下儿童死亡率[27]的研究中。Moran's I 采用了每个点与其相邻点之间的协方差项,如下所示:

$$I = \frac{N}{S_0} \times \frac{\sum_{i=1}^{n} \sum_{j=1, j \neq i}^{n} W_{ij} (x_i - \overline{x})(x_j - \overline{x})}{\sum_{i=1}^{n} (x_i - \overline{x})^2} \qquad (2\text{-}1)$$

$$S_0 = \sum_{i=1}^{n} \sum_{j=1}^{n} W_{ij} \qquad (2\text{-}2)$$

式中,$N$ 是发病总数;$x_i$ 和 $x_j$ 分别是 $i^{th}$ 和 $j^{th}$ 点中的 VL 病例的数量;$W_{ij}$ 是点 $i$ 和 $j$ 的空间邻域权重,权重是根据相邻的邻域定义的,如下式所示:

如果 $i$ 和 $j$ 相邻

$$W_{ij} = \begin{cases} 1 & \text{如果 } i, j \text{ 是相邻的} \\ 0 & \text{其他} \end{cases} \qquad (2\text{-}3)$$

然后,按行标准化权值矩阵,即一个点的每个邻域权重除以所有邻域权重之和。

(2)平均最邻近距离(ANN)

本章通过人工神经网络测量每个特征质心与其最邻近质心位置之间的距离,然后对所有这些最邻近距离取平均值。如果平均距离小于假设随机分布的平均距离,则被分析特征的分布被视为聚集分布。如果平均距离大于假设的随机分布,则特征被认为是分散的[28]。平均邻近比的计算方法是观测到的平均距离除以预期的平均距离,计算结果可作为增量自相关空间和热点分析的参数。

(3)Ripley's K 函数

ANN 只对模式中的每种情况使用最近邻,其中最近邻距离相对于模式中的其他距离非常短[29]。Ripley's K 函数是分析多距离空间簇的一种有效方法，并被用于测量原始点数据的全局空间自相关[30]。Mollalo 等[25]应用 Ripley's K 函数方法研究了现有动物内脏利什曼病案例点模式的年度空间分布，Sarah E Hinman[30]应用 Ripley's K 函数来评估空间聚类。

（4）热点分析

本章使用了 Getis Ord Gi* 统计工具来测试具有统计学意义的局部 VL 集群，并确定这些集群的一般空间范围[31, 32]。首先，整合和收集 VL 病例的点位信息，然后使用增量空间自相关工具来帮助识别一个反映最大空间自相关的距离带作为热点分析的尺度[33]。Getis Ord Gi* 统计用于从低值聚类中识别高值 VL 聚类。此外，随机发生的病例群也会对传染病的传播产生影响[22]。Gi* 统计如下[33]：

$$Gi^* = \frac{\sum_{j=1}^n w_{i,j}x_j - \bar{X}\sum_{j=1}^n w_{i,j}}{S\sqrt{\frac{n\sum_{j=1}^n w_{i,j}^2 - (\sum_{j=1}^n w_{i,j})^2}{n-1}}} \tag{2-4}$$

$$\bar{X} = \frac{\sum_{j=1}^n x_j}{n} \tag{2-5}$$

$$S = \sqrt{\frac{\sum_{j=1}^n x_j^2}{n} - (\bar{X})^2} \tag{2-6}$$

式中，$x_j$ 是区域 $j$ 中的 VL 案例数，$w_{i,j}$ 是点 $i$ 和 $j$ 之间的空间权重，$n$ 是病例点的总数。

Gi* 统计是 Z 评分，因此不需要进一步计算。Gi* 统计的输出确定了高值（热点）和低值（冷点）的空间集群，并提供了置信水平箱（Gi_Bin），其特征分别为 ±3、±2 和 ±1，在 99%、95% 和 90% 置信水平下具有统计显著性。对于 Gi_Bin 字段为 0 的特征的空间聚集没有统计学意义[34]。

（5）时空排列扫描统计

在本章中，使用 SaTScan 软件中的时空排列扫描统计分析时空特征变量[35]，该模型不需要高危人群数据，在只有病例数可用的情况下，可用于疾病暴发的早期检测。扫描统计以回顾性的方式使用回顾性数据检测过去的聚类，并以前瞻性的方式检测当前的聚类[36]。扫描统计数据由一个圆柱形窗口解释，窗口具有圆形的地理基础和高度指示时间，窗口在空间和时间上移动，因此涵盖了每个地理位置的每个潜在时间跨度，从而定义了无限多个不同形状和大小的重叠圆柱体，最终覆盖了整个研究区域。

首先，利用泊松（Poisson）广义似然比估计给定时空柱面上簇的似然性，然后用蒙特卡罗排列法检验聚类的显著性水平。在这项分析中，地理规模的数值为总风险人口的 50%，空间大小的数值为总时间段的 50%[37]。基于每月 VL 发病日期进行扫描统计，采用时空回溯分析，将圆形空间窗形状设定为标准，坐标系为经纬度。复制的数量是 9999 次。发现了发病率高的集群，只报告了没有地理重叠的集群。

## 2.1.3 结果

### 2.1.3.1 总体状况

本章以喀什地区 2005—2017 年发生的 1706 例 VL 病例为研究对象。分析结果表明，分散的儿童病例占病例总数的 55.88%，10 岁以下儿童为高危人群，占病例总数的 80.13%。其中，大部分病例发生在两岁以下的婴幼儿中，占病例总数的 53.09%。造成这一结果的原因很可能是成年人拥有更完善的免疫系统，所以婴儿更易受感染。报告病例中，男性 974 例，占总病例数的 57.09%，女性 732 例，占总病例数的 42.91%，因此，男性比女性更容易被感染，男女感染比例为 1.36∶1。

### 2.1.3.2　时间趋势

图 2-2a 显示了从 2005 年到 2017 年 VL 的年度病例数。总体而言，首个高峰出现在 2008 年，病例数超过 284 例，随后在 2013 年急剧下降到 13 例。2015 年该病重新暴发，病例数达到新的高峰，全年共计 381 例，而在接下来的几年中病例数又急剧下降。图 2-2b 显示了 13 年来每个月的病例总数。总的来说，病例数随着月份的变化而变化：暴发期发生在温度较低的月份，如秋季和冬季，最高病例数出现在 11 月，而最低病例数出现在夏季。

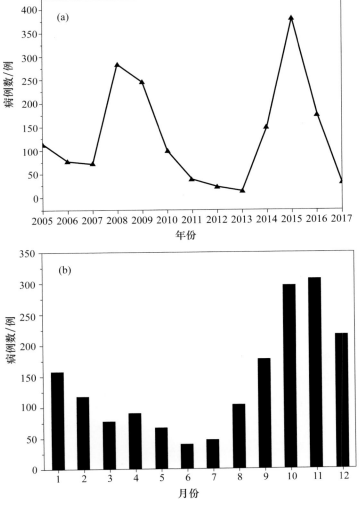

图 2-2　(a)2005—2017 年 VL 病例数的年度分布和(b)按月汇总的 VL 病例数

### 2.1.3.3 空间分布

从地理空间分析来看,该病的发病率主要集中在喀什地区的西北部(图 2-3)。VL 在伽师、喀什、疏附三个县级市发生的频率高于其他地区,其他地区病例较为分散,发病率较低。多数病例分布在伽师县(62.90%(1073/1706)),其次是喀什市(15.65%(267/1706))和疏附县(8.56%(146/1706))。从空间角度来看,由于人口密度高、流动性强,喀什地区的 VL 病例每年都多于其他地区(42.5/100000 人),而 2008 年、2009 年、2010 年、2014 年、2015 年和 2016 年的新增病例则主要集中在伽师地区(280.9/100000 人)。

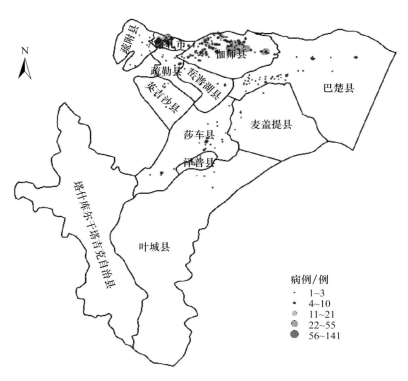

图 2-3 2005—2017 年所有 VL 病例的地理分布统计图

对于本章研究中的空间自相关(Moran's I)统计量,自相关值为 0.1258,$Z$ 得分为 16.36,这表明病例的空间聚类程度较高($p<0.0001$)。因此,该方法排除了无效假设,并认识到 VL 病例在整个地区呈集群状分布。对于平均最邻近距离(ANN)的计算结果,观测到的平均最邻近距离为 439.68 m,期望平均距离为 3234.18 m,最邻近比为 0.1359,$Z$ 得分为 −68.0943,$P$ 值为 0,最邻近比小于 1,表明该聚集模式可能是随机事件的结果的可能性小于 1%,即 VL 病例的空间分布是聚合的。2005—2017 年的多距离空间聚类分析(Ripley's K 函数)结果也表明,病例在 10000~80000 m 的距离上呈集群状分布。

### 2.1.3.4 热点分析

通过使用增量式空间自相关工具找到一个反映最大空间自相关性的距离波段,并记录 $Z$ 得分明显达到峰值的位置,使用与峰值相关的距离进行热点分析。结果表明,在距离为 27460.48 m 时,最大峰值处的最大 $Z$ 分数值为 9.91303,选取该值(27460.48 m)作为热点分析中距离波段的参数。用于局部空间分析的热点分析(Getis-Ord Gi*)统计数据显示,在形成"热点"和"冷点"的分类集群中,VL 病例具有显著的空间聚集性。热点分析的结果构成了一个新发现:它可以显示出 VL 病例是否分布在统计上的显著热点或冷点,是否具有统计聚集性。在热点分析中,比例尺显示置信度(Gi_Bin,识别统计上显著的热点和冷点,而不管是否应用了错误发现率(False Discovery Rate, FDR)进行校正)。置信值的意义:红点表示热点,在较高的置信值下,空间聚集度也更高(热点);蓝点表示冷点,在较低的置信值下,强度大于空间聚集度(冷点);随机分布用黄色表示。如图 2-4 所示,VL 病例的显著空间格局主要分布在县城中部,热点和冷点主要集中在伽师县;热点在伽师县东北部,占 VL 病例总数的绝大部分;冷点在伽师县西南部,少数在岳普湖县西北部。热点是代表疾病高风险的地区,在今后的 VL 防治中,伽师县是一个值得进一步关注的疾病高发区。

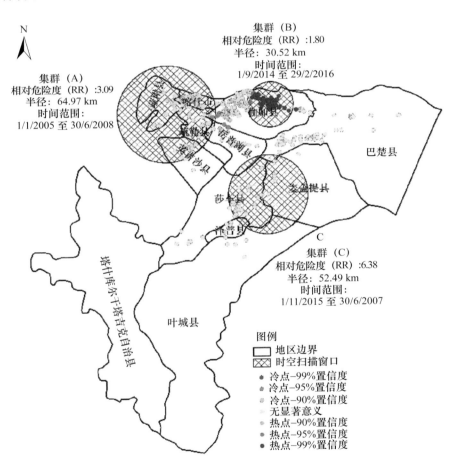

图 2-4　热点和冷点时空扫描统计分析

### 2.1.3.5　时空分析

利用扫描统计分析了与村庄位置有关的 VL 病例的分布。时空回溯排列扫描统计分析的结果显示了主集群(A)和两个次集群(B,C)($p<0.001$)。图 2-4 还显示了 VL 病例的高发病率时空集群的位置和大小,所示参数表示集群名称(A、B、C)、半径(R)、相对风险(RR)和每个集群聚类的时间范围。

位于该区域西北部的主集群(A),是包括喀什市、疏附县和疏勒县部分地区在内的以 64.97 km 为半径的圆周区域,包含 2005 年 1 月 1 日至 2008 年 6 月 30 日发生的 223 起病例。该区域北部的次集群(B),是包括伽师县部分地区在内的以 30.52 km 为半径的圆周区域,包含 2014 年 9 月 1 日至 2016 年 2 月 29 日发生的 412 起病例。次集群(C)位于该地区中北部,是包括莎车县、麦盖提县、叶城县和泽普县部分地区在内的以 52.49 km 为半径的圆周区域,包含 2005 年 11 月 1 日至 2007 年 6 月 30 日发生的 22 起病例。

最后,使用 GIS 分析软件 ArcGIS 10.2 对热点区域和时空分布进行了联合分析(图 2-4)。

次集群 B 基本上包括了所有热点地区,其地理位置较为一致地分布在伽师县北部,且在增量空间自相关分析中,最大 Z 得分的距离波段与 B 区半径相距很近。伽师县的观察病例和预期病例数均高于其他集群。因此,VL 流行病的监测和控制应更多地集中在这一地区。

## 2.1.4　讨论

虽然男性和女性都易患 VL 病,但男性的总发病率高于女性。男性发病率较高可能主要与他们的行为特征有关,例如,在当地居民的生活和睡眠习惯方面,男性在夏天比女性使用更少的覆盖物,因此增加了接触被感染白蛉的机会[25]。此外,与寄生虫的自然免疫反应有关的伴性生物因素也导致了男性发病率更高[38]。

在本章研究区内,VL 的流行虽然得到了基本控制,但仍没有从根本上得到解决。本章运用 GIS 和扫描统计这两种先进技术方法,系统地研究了 2005—2017 年 VL 的时空特征和流行趋势,与调查相比,这两种方法都具有实用性和空间连续性的优点,并且作为辅助分析工具,结合当地调查数据,这两种方法广泛适用于流行病学研究。同时,对绘制疾病的位置图以及研究疾病在某个地区的空间分布,实现高风险区域的可视化可以指导公共卫生决策者和管理人员对部署、医疗保健和服务项目的最优分配进行优先级排序[25]。流行病学信息和地理空间数据的结合使我们能够确定患者的位置和空间集群。因此,在本章研究中,所有用于评估病例定位模式的方法均证实 VL 病例分布具有高度聚集性,突出了研究区疾病空间分布的稳定性。利用平均最邻近距(ANN)探究病例的聚类模式,为增量式空间自相关分析和热点分析提供了参数;为了弥补 ANN 的不足,采用多距离空间聚类分析对疾病在不同距离上的聚类进行了研究,其计算值也可为热点分析提供参考;使用增量空间自相关来确定反映最大空间自相关的最佳距离带,以进行热点分析,在距离为 2.75 km 时,Z 得分的最大值是 9.91,该距离非常接近 B 集群的半径;利用 Gi* 统计量根据病例所在位置识别 VL 热点,GIS 工具提供了一种统计学上的稳定且一致的方法,来检测该地区中的热点、冷点区域[22]。这些结果表明,VL 病例呈局部空间聚集性,热点区域在伽师县中北部,而冷点区域在伽师县西南部和岳普湖县西北部,证实了由于不同的局部密度和白蛉菌体短距离飞行,使 VL 表现出局域性。使用这种方法和空间可视化,可以清楚地识别高风险区域的分布。

时空扫描统计数据结合了"时间",可以更好地理解该地区 VL 病例的特征,并且扫描统计确定了三个显著的具有高发病率的 VL 病例的时空集群。简单的时间聚类分析,只能提供聚类是否发生在一个特定时间的模糊信息,纯粹的空间分析只能提供不含时间因素的空间聚类信息;然而,时空聚类分析不仅可以检测聚类是否存在,还可以同时检测出时空聚类的存在性。与热点分析相比,时空扫描统计可用于量化扫描窗口中的疾病程度、病例数和相对风险。

时空回溯排列模型仅使用病例数据,没有使用高危人群数据,可以分析暴发的时空特征。在欠发达地区,如本研究区域,高危人群数据可能难以获得,在没有高危人群数据的情况下拥有进行疾病监测的能力是极为重要的[36]。然而,这种方法对丢失或不完整的数据高度敏感,检测到的疾病暴发的地理边界可能与真实暴发的地理边界不同[36]。在这项研究中,由于没有获得每个村庄的高危人口数据,无法计算与人口相比的归因风险,也没有通过统计检验计算相对风险。因此,这些重要集群可能具有也可能没有较高的相对风险,此外,由于使用时空排列分析来检测集群,无法计算 Oliveir-F 度量标准[37]。

时空分析为今后研究环境因素提供了基础。热点检测和时空聚类模式的结果可能为流行病学家提供一些有用的信息,以控制和预测 VL 在关键热点地区而不是在整个区域的传播。VL 的暴发可能有多种原因,许多以往的研究表明,VL 对环境因素高度敏感,气候影响疾病的时空分布[39],如包括森林覆盖率、土壤类型、土壤湿度、森林砍伐和气候因素等环境因素,都在VL 的传播中发挥着重要作用[40, 41]。如图 2-5 所示,VL 的空间集群分布在年平均气温高于10℃的地区,高温地区的 VL 病例多于低温地区;降雨量范围在 91.996～105.176 mm 时,VL病例多发生在低降雨量地区;VL 主要分布在归一化植被指数(NDVI)高的区域,这表明植被可能会影响疾病载体的分布,从而影响 VL 的传播;相对湿度(Relative Humidity,RH)在36.82%～48.69%时,VL 主要分布在相对湿度高的地区。然而,在本章研究中,尚未充分研究热点和时空集聚区的 VL 分布与环境因子的关系以及各环境因子对 VL 分布的影响,应进一步研究地理环境因子与 VL 时空集群的关系。

此外,由于本章研究存在的某些局限性,可能会影响结果。首先,由于目前喀什地区的VL 监测系统不完善,许多患者未在健康中心诊断或未向监测系统报告,导致极大比例的 VL患者漏检,获得的官方报告中没有 VL 病例的报告,由于没有 VL 诊断病例或误诊了 VL,人们便低估了这种疾病[22];其次,没有临床症状的 VL 患者数量难以确定,患者中的一部分可能会对疾病的潜在传播产生重大影响,从而可能影响 VL 的空间分布。但是,在这项研究中,并未考虑这个原因[41];最后,众所周知,沙蝇分布对 VL 病例分布有很大影响,沙蝇是 VL 的主要传播方式之一,在该地区广泛分布,即沙蝇的分布可能会影响 VL 的空间分布。同时,付青[42]的研究证明,VL 人类传染病的季节性变化与白蛉分布的季节性变化也有很好的相关性。因此,在今后的工作中,应进一步研究沙蝇的分布规律和特性。

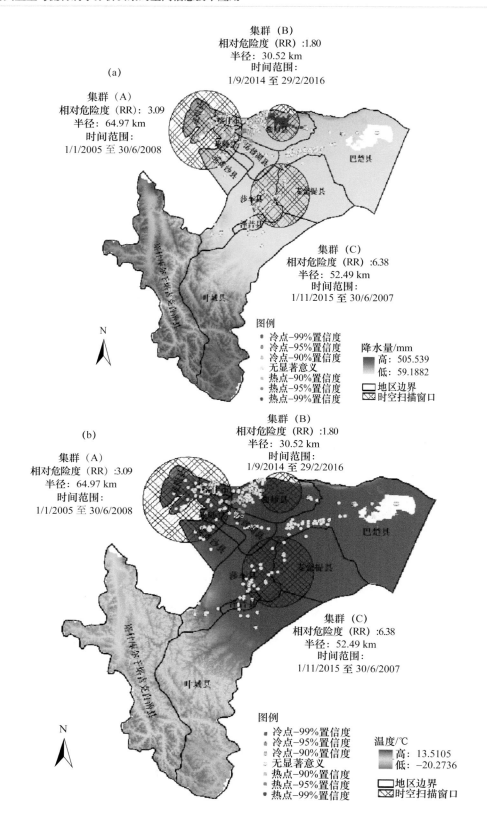

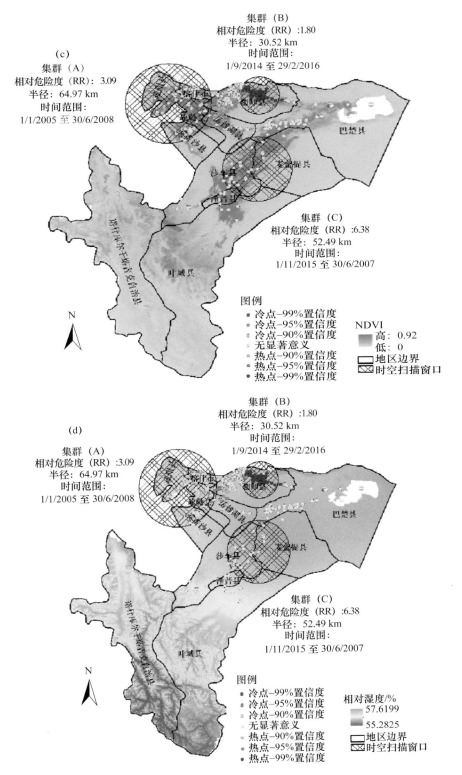

图 2-5　VL 病例分布与环境因素关系的空间分布图

(a)年平均气温；(b)年平均降水量；(c)年平均归一化植被指数(NDVI)；(d)2005—2017 年的年平均相对湿度

### 2.1.5　小结

研究结果表明,VL 在中国喀什地区仍然是一个严重的公共卫生问题,特别是在伽师县的中北部,存在时空聚类现象,同时也是热点分布相对高风险的地区;在时间特征上,秋季和冬季是 VL 病例的暴发季。这些发现为探索地理环境因素与 VL 集群之间的关系奠定了基础,也为下一步针对地理环境因素和 VL 时空集群模式之间关系的集中调查研究指明了方向。同时,本章时空模式的发现可以为流行病学家和地方政府提供重要的信息,以便对 VL 的暴发采取预防措施和控制战略;利用 GIS 和时空排列扫描统计技术,探索地区流行病的时空特征和流行趋势的方法也可用于其他类似的流行地区,值得推广。

## 2.2　2013—2017 年中国甲型 H7N9 禽流感病毒的时空变化及热点检测

### 2.2.1　研究背景

2013 年 3 月,上海发现首例人感染甲型 H7N9 禽流感病例[43]。这对人类构成了巨大的流行病威胁。此前,H7N9 病毒只在禽类中发现过,由于其高致病性和流行性,世界卫生组织(World Health Organization,WHO)将新型 H7N9 病毒定义为"一个未知的威胁",这一说法引起了广泛关注[44]。2013—2017 年,禽流感病毒在持续传播感染的过程中发生了进化和获得性突变。2016 年的几项实验表明,一些禽流感病毒菌株已经获得了黏附在人体上呼吸道受体细胞上的能力[45, 46]。因此,菌株有可能加剧病毒在人类之间的传播。一些研究人员发现,病毒在宿主体内的蛋白酶裂解位点发生了改变,这种变异病毒在家禽体内可能具有高致病性,这些变异株已在广东省 2 例感染甲型 H7N9 病毒的患者身上得到确认[47]。2017 年 10 月,施建忠等[48]经过长时间的监测数据收集和实验研究,首次发现了高致病性 H7N9 病毒,该研究认为该病毒就像 H7N9 的新毒株一样,基于其在繁殖过程中频繁的基因重组和易突变性而迅速进化,如果接触到这种病毒,人体很可能会产生导致致病性突变的强大驱动力。为了应对 H7N9 病毒流行的严峻形势,2015 年和 2016 年对新型 H7N9 病毒进行了大量实验和疫苗研究。然而,在 2016—2017 年的第 5 次甲型 H7N9 疫情中,感染甲型 H7N9 病毒的人数还在持续增加,这引起了公众的广泛关注[49, 50]。

在应对这一威胁的过程中,面临着许多挑战,包括病例的频繁发生、高死亡率、病毒的未知性和潜在的棘手的遗传变异,医学技术的局限性,大流行的可能性,以及病毒的不可预测性,这些问题越来越突出[51]。甲型 H7N9 病毒对人类生存提出了史无前例的挑战。因此,了解流行病的基本规律和禽流感的时空聚类特征对改善公共卫生安全和为政府防范流行病提供信息至关重要[52]。

大量研究表明,禽流感的暴发和传播遵循以下基本规律:①甲型 H7N9 病毒在传播初期具有较强的隐蔽性。在将家禽运往其他城市之前,很少会招募科学家来检测家禽中的典型症状以及是否携带病毒[53];②由于在时间尺度上表现出流行性特征(周期性和季节性),自 2013

年以来,在中国内陆地区,人感染甲型 H7N9 禽流感的病例每年都出现在冬—春过渡期,并于春季达到高峰[54];③H7N9 病例的空间分布显示,从长江三角洲(Yangtze River delta,YRD)附近远至珠江三角洲(Pearl River delta,PRD)以南,H7N9 病例密度最高,形成疫情的强时空集中区[52];④多数患者的病历显示感染前接触过家禽[55];⑤虽然已有部分研究利用卫星扫描对中国 H7N9 的时空集群进行了研究,但研究时间并不长,大部分研究集中在 2013—2014年[56, 57]。本章研究考虑了人感染甲型 H7N9 流感的动态发展过程[58],并扩展了以往的研究(即收集足够的病例研究不同阶段的流行趋势)[59],收集了 2013—2017 年的所有季节的最新病例数据,以调查 H7N9 病毒的周期性时空分布。

病例数在 2014 年达到高峰,随后病例数普遍下降,直到 2016 年 12 月甲型(H7N9)病例强势反弹。一些研究人员发现,与 2016 年 10 月 1 日之前的流行病相比,2017 年早些时候开始的第五次疫情蔓延到受影响省份的更多地区和县,确诊病例也更多[60]。病例在时间和空间上的强流行性和聚集性引起了公众的关注,即自甲型 H7N9 流感第五次暴发以来,该病毒是否构成了日益严重的流行病威胁[61]。由于缺乏对甲型 H7N9 禽流感病毒流行情况及未知传播途径的适当评估,可能会引发一场潜在的大流行病,并对全球健康和经济造成破坏性影响。

中国是甲型 H7N9 禽流感病毒暴发的发源地,也是世界上受影响最严重的地区。多年来,中国人民一直深受甲型 H7N9 禽流感病毒的影响,中国政府一直致力于建立一个有效的疾病监测系统来监控疫情。基于以上分析,本章采用 GIS 分析软件 ArcMap™10.2,借助从香港特别行政区卫生署卫生防护中心(Centre for Health Protection,CHP)及中国疾病预防控制中心(China CDC)和省级疾病预防控制中心(CDCs)管理的电子数据库中提取的 2013 年 2 月19 日至 2017 年 9 月 30 日感染病例的详细数据,通过描述中国地区人类感染 H7N9 病毒的时空特征,并对 H7N9 流行病进行多重分析,增加对该病毒流行病学分布现状的了解并探讨其时空格局,特别是它的时空聚集性。这些发现将有助于积累关于第五次流行期间不断变化的时间模式和空间传播的知识,并提供数据,以便对下一次流行做好充分准备。

## 2.2.2　数据和方法

### 2.2.2.1　数据采集

本章研究过程中,建立了一个多源的实验室确诊的人感染甲型(H7N9)病毒的病例数据库,包括事件 ID、患者年龄、患者性别、日期、临床症状严重程度、受影响区域、经纬度以及每个病例的激活记录等基本信息。本章使用的资料主要来自香港特别行政区卫生署卫生防护中心(CHP)发表的禽流感周报,以及中国疾病预防控制中心(China CDC)和省级疾控中心(CDCs)管理的电子数据库。地方疾控中心必须对每一个甲型(H7N9)病毒感染情况进行现场调查,并向国家监测系统报告汇总数据,CDC 负责以标准格式发布数据,卫生防护中心负责提取人类和禽类感染者的数据,并将研究重点放在全球禽流感活动上。

统一格式的数据有助于对特征进行分析和探索,为了消除发病日期与报告日期之间的不一致,选择了被医院确诊为感染甲型 H7N9 病毒并报告给当地 CDCs 的时间作为本研究的日期。多源数据间的差异增加了空间属性处理的复杂性,增加了误差范围。本章将管理层规定为地级市默认单位,省控部被视为行政城市,编制了包括各县、区在内的地级市病人总数。由于官方研究人员有时也很难确定具体的感染地点,比如感染者在求医前或确诊感染前频繁出入不同城市,在这种情况下,通过参考文献并咨询专家的方法,将医院所在地暂时定为疫情暴发地点[57]。本章研究还利用 WGS1984 坐标系提取了行政城市的中心坐标点。本节研究涵盖了 2013 年 2 月 19 日至 2017 年 9 月 30 日期间中国所有的流行病数据。

### 2.2.2.2　方法

对整个研究区域的人类感染数据库进行了地理信息系统分析。研究中使用了 ArcGIS 10.2 软件的空间自相关函数和热点分析(Getis-Ord-Gi*,热点分析统计量计算热点分析)工具。该工具直观地展示了暴发在中国内陆不同历史阶段的感染分布和空间集群结果。使用该工具可以计算全局自相关指数(Moran's I)、热点分析(Getis Ord Gi*)统计量和局部自相关指数值,并计算出 $Z$ 得分和 $P$ 值,以检验分析属性在区域间随机分布的假设是否成立[62],这些计算结果被用来评估甲型 H7N9 病例是否在整个研究区域内以统计上的显著方式聚集。为了测试统计学上显著的局部聚类,并确定此种聚类的一般空间范围,使用了热点分析统计工具[63,64]。热点分析统计量有助于区分从低值到高值的人类甲型 H7N9 流感病例群。此外,随机发生的人类病例群也会对传染病的扩散产生影响。

时空分析作为一种流行病学研究方法,可以从流行病数据中提取和挖掘信息。卫星扫描模型采用时空交互扫描和统计学方法检测病例的聚类特征。相关的日期和位置信息是时空排列模型中唯一需要的输入[65]。当某一地区观察到的病例数大于预期时,就表明该疾病的风险更高。到目前为止,许多学者已经开展了模拟疾病传播过程的实验,并尝试使用卫星扫描模型识别疾病的聚集时间段和热点区域。

在该模型中,一个与底部空间和垂直方向上的时间相对应的圆柱形窗口在空间和时间中移动。该圆柱体以一个具有不同空间半径的县为中心,搜索集群并以不同的时间值扩展高度[36]。圆柱改变其形状以适应不断增加的病例数量和单元中心的变化周期。该方法基于扫描区域和扫描时间上的柱面窗口动态规划,最后在空间和时间维度上识别出显著的聚类。在研究中分别在纯时间和纯空间的集群中运行时空排列模型,将复制次数设置为 999 次以搜索高频率区域,最大集群大小设置为风险人群的 10%,时间聚集长度设置为 7 天,最大时间聚集长度也为 7 天。具体研究方法见第 2.1 节。

## 2.2.3　结果

### 2.2.3.1　时间特征

甲型 H7N9 禽流感病毒的传播期自每年 10 月 1 日开始,至次年 9 月 30 日结束。考虑到新的甲型 H7N9 病毒株的传播性,将第一个流行期定为从 2013 年 2 月持续到 2014 年 9 月 30 日。2014 年 10 月 1 日至 2017 年 9 月 30 日,遵循每年 10 月 1 日开始至次年 9 月 30 日结束的标准模式划分为 4 个周期。这 5 个周期内,数据库共收录了政府通报的 1558 例临床确诊感染病例。感染群体的男女比例分别为 69.9% 和 30.1%,其中年轻人占 67.7%,未成年和老年组感染率较低,分别为 3.6% 和 5.5%,老年女性仅有 24 例。

图 2-6 显示了流行病总病例数和每月病例数的波动曲线和条形图。在流行周期的时间范围内,柱状图显示了两个高点和两个低点:2013 年突发疫情,使第二次疫情期间的病例数达到

高峰;2014年之后,病例数量下降,在第四次流行时达到历史低点,然后在研究期结束时再次达到高峰;值得注意的是,第二阶段新增316个病例,数量几乎是2013年的三倍;在接下来的两年里,由于中国政府采取了有效的预防和隔离措施,这一数字稳步下降;在第四次流行中,受影响的人口逐渐减少到历史最低水平(119例);第五次疫情于2017年9月30日结束,有751例实验室确诊病例,这些病例占所有感染病例的48.2%,是本章研究时间范围内最大规模的甲型H7N9禽流感流行病。按月计算,甲型H7N9感染持续58个月,平均每月26例。由于病毒的季节性表现,黑色曲线在时间线上呈现出规律性,病例数通常在每年第一季度达到峰值,尤其是在1月和2月;随后,在第二季度显著下降。进入第三季度后,降至最低水平,甚至为零;感染病例在9月再次出现,并在第四季度缓慢增加;同时观察到,在12月至次年1月的过渡期间迅速增加。各时期的病例数都有波动。总体而言,2017年1月和2月发病率最高,两个月均超过200例,1月和2月甲型H7N9感染人数分别是月平均值的8.9倍和8.4倍。其次是2014年1月(149例);2013年4月(97例);2013年6月、8月、9月,2015年7月、8月,2016年8月、9月,由于高温均无感染病例。与往年同期相比,2017年的每个月感染人数都显著增加,并达到了过去5年中的最高峰。

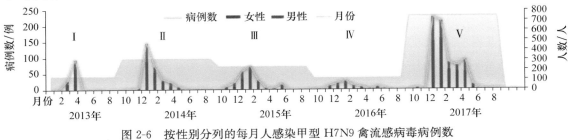

图 2-6　按性别分列的每月人感染甲型 H7N9 禽流感病毒病例数

（Ⅰ～Ⅴ是指第1～5流行期,余同）

在整个研究期间,还计算了每周感染甲型 H7N9 的病例数,如图 2-7 所示。结果发现,对于主集群,集群内观察到的病例数量大于预期数量。此外,感染人数最多的是第 5 个时期,即4—6月。次集群的周期性观测与预期值之比和分散病例数的观测与预期值之比相似,均小于1。这些发生集群的时间段显示了高聚集概率。从 2013 年到 2017 年,特别是在冬—春过渡期,集群呈不规则分布。

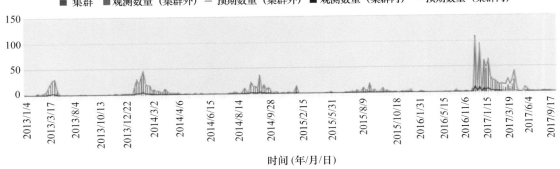

图 2-7　2013 年 1 月至 2017 年 9 月人感染甲型 H7N9 禽流感病毒每周病例数

## 2.2.3.2　空间特征

如图 2-8 所示,甲型 H7N9 禽流感病毒在中国内陆 28 个省份造成不同程度的感染和传播。

结果表明,不同地区间存在明显的空间差异。甲型 H7N9 禽流感感染病例在某些地区明显多于其他地区,华南沿海省份的发病率高于内陆省份。病例最集中的地区在中国东部,特别是长江三角洲附近地区,包括浙江省、江苏省和福建省。这三个省的病例总数占全国病例总数的 46%。

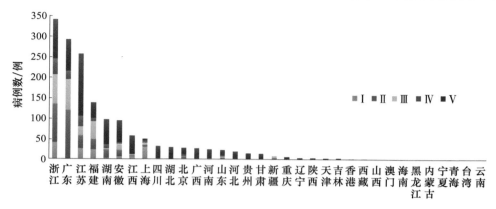

图 2-8　甲型 H7N9 禽流感病毒在中国各省份的分布统计

如图 2-8 所示,病毒的传播能力随着时间的推移而增强,并向更多内陆地区传播。不断增加的感染人数和新地方出现感染现象这一观点得到了部分证实。2013 年以后,湖南省的病例数持续增长,平均增长 144%。2017 年新增 7 个内陆地区,包括内蒙古自治区、甘肃省、陕西省、山西省、重庆市、西藏自治区和云南省在内的位于中国西部和北部的地区。然而,上海市是个例外,这是唯一一个感染人数多年来稳步下降的城市,即使在最严重的第五个流行期。

在此,使用甲型 H7N9 数据库和空间自相关函数进行了地理信息系统(GIS)分析。自相关指数的计算是为了确定在过去五次传染病流行期间,空间位置上出现的每一个集群。如图 2-9 所示,自相关指数在每个流行期的值都大于 0,表明整体呈正相关($p<0.0001$)。第三个流行期自相关指数值最大(0.4208),表明聚类水平最高。虽然大多数病例发生在第五个流行期,但分布较为散乱,因此观察到的自相关指数值并不是最高。总观传染病的五次流行,自相关指数值为 0.0820,$Z$ 得分为 5.6341,$p$ 值为 0.0000,表明病例有显著的空间聚集性。

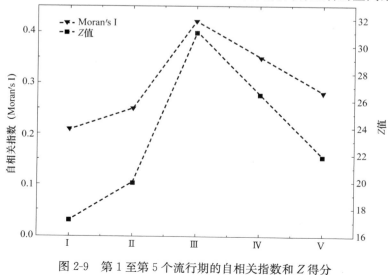

图 2-9　第 1 至第 5 个流行期的自相关指数和 $Z$ 得分

### 2.2.3.3　热点特征

如图 2-10 所示,热点分布随时间的变化而变化。图中的比例表示 $Z$ 得分的 Gi:红点表示病例热点区,值越高,高值(热点区)的空间聚集度越大;蓝点表示病例冷点区,值越低,低值(冷点区)的空间聚集度越大;随机分布区域用黄色表示。如图 2-10a 所示,浙江北部有一个热点,表示第一流行期病例数很少。再看图 2-10b,热点数量显著增加并逐渐扩散,由于在此期间,广东暴发了一次甲型 H7N9 禽流感,故热点主要分布在上海、浙江北部和广东中部。如图 2-10c 所示,虽然浙江没有热点,但感染已经扩散到福建,热点主要分布在广东、福建的沿海地区。如图 2-10d 所示,热点主要位于上海和浙江,少数分散在安徽东部和福建北部。这些数据

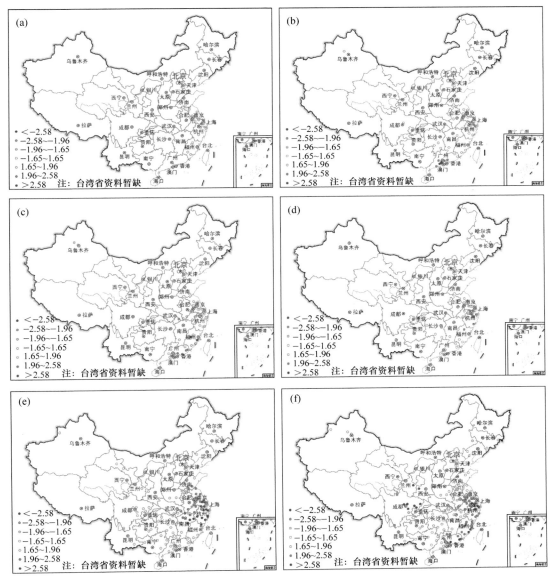

图 2-10　我国甲型 H7N9 流感病例热点和冷点分布图

(a~f 分别代表第 1~5 个流行期的分布情况,以及这 5 个流行期总的分布情况)

表明,随着时间的推移,这种流行病正在逐渐蔓延。图 2-10e 显示了最受影响地区中拥有最多热点、面积最大的地区,主要分布在上海、浙江、江苏、安徽、江西北部和福建、湖北东部和山东西南部。图 2-10f 覆盖了所有流行期,热点主要分布在中国东南沿海地区,包括上海、江苏、浙江、广东、福建、安徽、河南、湖北、湖南和江西 10 个省份。随着疾病的传播,热点的分布范围也在扩大。

### 2.2.3.4 时空聚类的特征

如图 2-11 所示,时空扫描结果显示在中国大陆识别出了 11 个具有统计显著性($p < 0.05$)的聚类,其中包括 1 个主集群、10 个次集群。单一的主集群位于中国北部,覆盖京津冀地区、山西省、陕西省、河南省和山东省,聚类时间为 2017 年 4 月 9 日至 6 月 24 日,包含了 79 个病例。次集群用于检测主集群扫描后局部区域或时间段内最可能出现的聚类模式。因此,可以预测到,它们可能与其他次集群或主集群的区域重叠。次集群地理分布极广,时间段分散,共有 511 个病例。10 个次集群区主要分布在南部沿海地区,特别是我国华东和华南的一小部分地区。在时间上主要分布在 2013 年和 2017 年。该时空聚类模型没有考虑来自吉林省、辽宁省、甘肃省或西藏的数据,因为这些地区在某些流行期内满足仅零星感染的要求,并且西藏和甘肃两省(区)在东西方向上呈现出较长的地理跨度,这种地理差异不同于江苏中西部和广东东部,因此,没有对这些特殊省份进行时空聚类。每次流行期都会出现大量的甲型 H7N9 禽流感感染病例。在这项分析中,尽管病例数是在连续的时间段内积累的,但不同城市高度分散的发病率仍是一个值得关注的问题。本章结合集群的空间信息对历史上的感染区进行评价,发现感染区占整个研究区城市数量的 61.5%。如图 2-12 所示,主集群包括 34 个感染的地级城市,由于感染病例在 2017 年聚集,主集群有大量发生频率低于 11 的新发病区。次集群包含 70 个城市,发生频率各不相同,较强的空间聚集性和较长的时间跨度促进了局部地区热点区域的形成,如 6 号集群覆盖了杭州市大部分地区(共 103 例)。

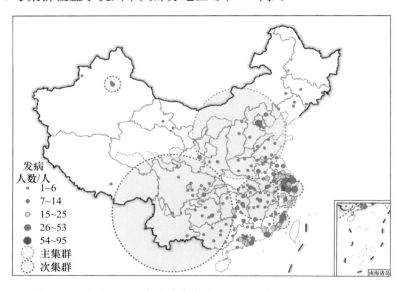

图 2-11　甲型 H7N9 禽流感病毒在空间上的集群分布和发病人数

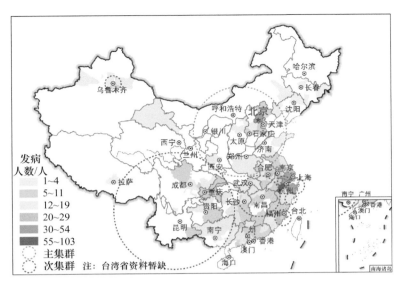

图 2-12　受甲型 H7N9 禽流感病毒影响的集群和城市分布

## 2.2.4　讨论

本节研究全面描述了过去五次甲型 H7N9 禽流感病毒流行期间实验室确诊的甲型 H7N9 病毒感染病例的流行病学特征,介绍了甲型 H7N9 病毒在中国大陆的时空传播模式,并测试了甲型 H7N9 病毒感染者在时间和地理上的集群特征。

先前的研究表明,在低温月份的感染风险较高,特别是当最低温度在 5～9℃,以及最高温度在 13～18℃时[66]。尽管没有足够的信息来确定病毒活动与时间线的具体关系或时间线对病毒活动的影响,但分析表明,病毒暴发与时间可能存在某种相关性。一些医疗机构和部门已开展研究,以确定解决方案或预防措施。到目前为止,已经有一些涉及 Vero 细胞培养、ASO3 和 MF59 佐剂的临床研究对灭活病毒疫苗、减毒活疫苗和重组疫苗进行了研究,但是在疫苗投入生产之前仍有很多工作要做[67, 68]。

地理数据通常显示自相关性,而不是独立性,这与甲型 H7N9 禽流感数据的特性相同。空间自相关法是测量地理数据空间相关性的有效方法[69],然而当事件形成聚合区域时,相关性分析无法产生精确的结果,并且不能提供关于这些区域的大小或覆盖范围的信息。本节采用热点分析统计方法,以病例点为依据,对甲型 H7N9 禽流感病例的热点进行识别,通过这种方法发现感染病例具有局部空间聚集性,热点区域主要分布在中国东南沿海地区,这种流行趋势可能与当地人口密度、温度、降水、相对湿度、家禽分布等因素有关,由于本章没有对这些影响因素进行探讨,因此还需要进一步研究相关因素的影响。时空序列概率模型是卫星扫描模型的一种,适用于检验以上因素与热点分布有关的假设[70],在本章中,将时空序列概率模型与其他方法结合起来,对甲型 H7N9 禽流感的感染分布进行了全面、多视角、多维度的地理分析,这些方法检测出了每次疫情的空间自相关程度(Moran's I),并确定了感染的高频时段和易流行的地理位置,有利于挖掘和分析关于甲型 H7N9 感染的地理数据库。

此外,一些研究表明水禽和家禽感染甲型 H7N9 禽流感病毒的空间密度与人感染甲型

H7N9 禽流感病毒的发生率呈正相关[71-74]。Artois 等[75]得出结论,可以利用禽类感染的空间密度预测变量,这支持了 H7N9 在养鸡场中传播范围更广的假设。沿海地区家禽交易种类繁多,基于卫星扫描模型的结果得出了一致的结论,即中国东部有更多的人感染了甲型 H7N9 禽流感病毒。本节的研究也存在局限性,该数据库提供了支持医学研究的数据,但没有提供关于病毒传播途径以及该流行病能否在人群中传播的证据;此外,家禽消费只是用于评估甲型 H7N9 禽流感病毒感染的指标之一[76],家禽饲养和屠宰、家禽产品的迁移途径以及病毒传播的不确定性等因素可能是影响未来全球流行的重要驱动因素,在本节研究中并没有考虑这些因素的影响[77, 78];最后,本节研究收集了中国内陆甲型 H7N9 禽流感感染病例的数据,但没有建立一个全球范围的综合数据库。

## 2.2.5 小结

本节研究建立了一个全面的、最新的甲型 H7N9 禽流感病毒感染地理数据库,并对五次连续的流行进行时空分析,得出了以下主要结论。

(1)基于对时间线和地理分布的分析,与前四次流行相比,第五次流行在 2017 年早些时候开始,并影响了更多的个人和地区。随着时间的推移,病例从沿海地区转移到内陆地区。

(2)病例呈现出局部空间聚集性,高危区多分布在中国东南沿海地区。上海、江苏、浙江、广东是高发区,应引起地方政府的重视。

(3)将地理信息系统和卫星扫描技术相结合,增加了我们对甲型 H7N9 禽流感病毒流行发展的认识。2017 年 4 月 9 日至 6 月 24 日,中国北部出现了一个病例的强集群,东部和南部地区,特别是浙江、福建、江苏和广东省,出现了许多次集群。

最新的甲型 H7N9 禽流感病例数据库和对流行病学特征的时空评估可以帮助预防下一次大流行。然而,这个问题是复杂的,需要进一步分析,特别是从空间和时间扩展的角度进行分析。

# 2.3 中国 PM$_{2.5}$浓度与肺癌死亡率的生态分析

## 2.3.1 研究背景

近年来,中国经历了严重的空气污染。2013 年初,当北京的空气质量在几天内达到近年来的最低水平时,公众的担忧达到了顶点。类似的事件也发生在许多其他城市,如天津、武汉、重庆等。特别是在冬季,中国北方大部分地区长期笼罩在浓雾和霾之中[79]。关于颗粒物空气污染及其对人们身体健康影响的激烈辩论一直在进行。流行病学研究一贯表明,空气中的微粒污染与各种不良健康影响之间存在关联。几项具有里程碑意义的元分析研究表明,暴露于细颗粒物(PM$_{2.5}$,即空气动力学直径小于 2.5 μm 的颗粒)与呼吸系统疾病和心血管疾病的过早死亡和发病率增加有关。大气 PM$_{2.5}$浓度的准确测量对于人类慢性疾病的流行病学研究至关重要,但对于大面积的地理区域来说,准确测量 PM$_{2.5}$浓度仍然是一个挑战[80-82]。大多数的暴露-反应关联性研究来自于美国和一些欧洲国家收集的数据,这些国家会对 $PM_{2.5}$ 进行常规监测[83]。例如,有研究发现,在哈佛大学六城和美国其他地区,暴露于细颗粒物与过早死亡之间存在一致关系[84]。Fann 等[85]使用环境监测数据并结合光化学模型估计得出,2005 年美国的空气质量水平导致了 13 万人与 $PM_{2.5}$ 相关的死亡。流行病学研究报告指出,$PM_{2.5}$ 与哮喘、心血管疾病、呼吸道感染和肺癌等疾病密切相关[86]。此前也有许多研究报道显示,$PM_{2.5}$ 与哮喘呈正相关,长期暴露于高浓度 $PM_{2.5}$ 下会增加肺癌的死亡率[87]。美国癌症协会(ACS)[88]的一项著名研究报告称,长期接触 $PM_{2.5}$ 浓聚物对生存率有显著影响,$PM_{2.5}$ 每增加 10 $\mu g/m^3$,肺癌死亡率风险增加约 8%;ACS 将年平均浓度 10 $\mu g/m^3$ 视为 $PM_{2.5}$ 浓度的长期指导值[89-92]。2005 年,世界卫生组织(WHO)发布了其空气质量准则(Air Quality Guidelines,AQGs),并得出结论:如果长期(即 3～4 年)接触的 $PM_{2.5}$ 浓度超过 10 $\mu g/m^3$,健康风险可能会增加。此外,WHO 还为 $PM_{2.5}$ 建立了三个中期目标(Interim Targets,IT)。近年来,在中国,特别是在一些大城市,在吸烟者数量减少和医疗条件改善的同时,肺癌死亡率仍有所上升,随着空气质量的恶化,肺癌与颗粒物污染的关系越来越受到人们的关注[93]。此外,基于美国和欧洲国家的研究,胡和江[94]指出,在中国,长期暴露于细颗粒物空气污染是导致肺癌的重要风险因素。因此,有必要研究 $PM_{2.5}$ 与肺癌死亡率之间的关系,并对我国因接触 $PM_{2.5}$ 而导致肺癌死亡的潜在风险进行评估,以进行流行病学研究。

然而,缺乏暴露量估算一直是评估中国细颗粒物污染短期和长期健康结果的严重限制因素[63,73]。自 2004 年以来,国家环境保护总局(今生态环境部)对 111 个主要城市进行了空气动力学直径小于 10 $\mu m$ 的颗粒物($PM_{10}$)测量,这些城市基于 $PM_{10}$ 的测量数据开展了与颗粒物相关的健康影响研究[84,94],但关于 $PM_{2.5}$ 浓度的研究直到 2012 年才被报道[95,96]。北京就是一个例子,$PM_{2.5}$ 的监测数据从 2012 年底才开始。幸运的是,2013 年 6 月,巴特尔纪念研究所和国际地球科学信息网络中心(Center for International Earth Science Information Network,CIESIN)/哥伦比亚大学出版了 2001 年至 2010 年空间分辨率为 0.5°×0.5°的全球年度 $PM_{2.5}$ 网格数据集。该数据集提供了以 $\mu g/m^3$ 为单位的连续的 $PM_{2.5}$ 浓度数据,用于健康和环境研究[97]。

基于以上分析,本节根据世界卫生组织(WHO)空气质量准则(AQGs)的研究计算长期接触 $PM_{2.5}$ 导致的肺癌死亡人数,并基于长期的和最新细化的数据,使用地理加权回归(Geographically Weighted Regression,GWR)模型,探讨 2008 年 $PM_{2.5}$ 与男性、女性和男女肺癌死亡率之间的关系,评估由于接触高浓度 $PM_{2.5}$ 导致肺癌死亡的潜在风险,以便与 ACS 研究进行比较,并评估相对于 WHO AQGs 的研究结果的准确性。

## 2.3.2 数据和方法

### 2.3.2.1 数据采集

从社会经济数据和应用中心(Socioeconomic Data and Applications Center,SEDAC)的网站获得了 2001—2010 年全球年平均 $PM_{2.5}$ 网格数据集,数据集的空间分辨率为 0.5°×0.5°。数据集是由哥伦比亚大学的两名研究人员根据 Van Donkelaar 等人的工作生成的。Van Donkelaar 提出的转换因子,解释了 $PM_{2.5}$ 和气溶胶光学厚度(Aerosol Optical Depth,AOD)之间的时空关系,在经过微量处理后,此转换因子在 2001 年至 2010 年被视为常数;然后,用月平均转换因子与卫星 AOD 相乘,计算每个网格单元的 $PM_{2.5}$ 浓度[98];最后,通过将每年的月估算值进行平均来获得年平均表面 $PM_{2.5}$ 浓度。本节使用的中国 2008 年 $PM_{2.5}$ 网格数据经过 ArcGIS 10.2 软件处理,以便更好地匹配其他数据集[97]。图 2-13 显示了 2008 年 $PM_{2.5}$ 浓度分布估算。

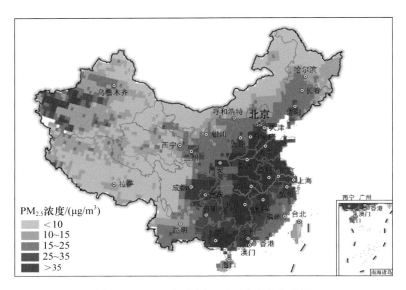

图 2-13  2008 年我国 $PM_{2.5}$ 浓度分布估算

本节使用的中国网格化人口数据是以第六次全国人口普查(Sixth National Population Census,SNPC)为基础进行转换的[99]。为了利用空间上的显式 $PM_{2.5}$ 浓度数据,本节将普查数据转换为基于行政区划的空间网格,在 1∶1000 万的比例尺中,这是个计算土地覆盖数据下人口的空间分布的有效方法。建立了一个多元模型来计算不同土地覆盖类型上的多种人口因素[100]。随后在 GIS 的支持下,以 1 km² 的分辨率获得了空间人口网格数据。利用数字高程模型(DEM)数据和居民点数据对结果进行了修改,并通过随机选取的几个城镇的人口普查数据对结果进行验证[100]。最后,根据 ACS 的研究和 WHO AQGs,分析了暴露于不同 $PM_{2.5}$ 浓度下的人口分布状况,并估算了肺癌死亡率。图 2-14 显示了基于分辨率为 1 km² 的 SNPC 的中国网格化人口数据。

本节使用的肺癌死亡率数据来自以人口为基础的横断面研究。李媛秋等[101]基于人口覆盖率和各省份现有死亡率估算的准确性,使用三种估算模型确定了 2008 年中国 31 个省级地区的肺癌死亡率。该模型与文献中已有的数据进行了拟合和比较,结果表明该模型能够成功反映出中国由肺癌引起的死亡人数,在中国发表了新的更准确的肺癌死亡率报告之前,这些数据一直为流行病学研究提供了有价值的科学参考[101]。图 2-15 显示了 2008 年中国各省份肺癌死亡率的分布情况,其中包括男性死亡率、女性死亡率和男女死亡率。

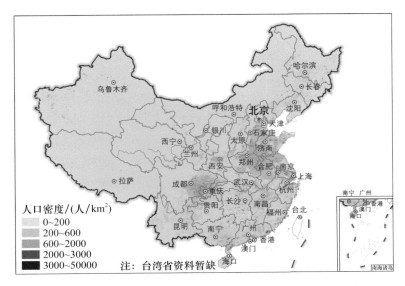

图 2-14　基于 SNPC 的分辨率为 1 km² 的中国人口空间分布

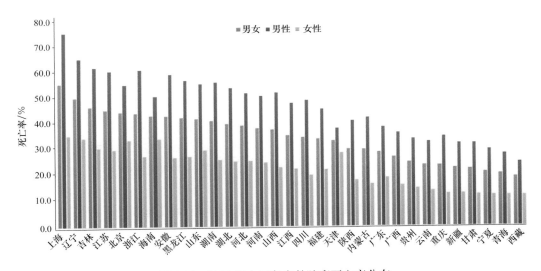

图 2-15　2008 年中国各省份肺癌死亡率分布

## 2.3.2.2　地理加权回归模型

地理加权回归模型(GWR)是普通线性回归模型的改进,其原理是通过某一变量与邻近区域其他变量数据比较分析,而不是与其他全部变量进行比较,模型计算值随地理位置的变化而发生变化,进而发现不同空间因异质性而出现的差异。

GWR 模型的一般表达式为[102]:

$$y_i = \beta_0(u_i, v_i) + \sum_{j=1}^{k} \beta_k(u_i, v_i)x_{ij} + \varepsilon_i \qquad i = 1, 2, \cdots, n \tag{2-7}$$

式中,$(u_i, v_i)$是第 $i$ 个样本点的地理空间坐标;$\beta_k(u_i, v_i)$是第 $i$ 个样本点的第 $j$ 个回归系数,$\beta_k(u_i, v_i)$的正负分别表示 $x_{ij}$ 对 $y_i$ 的推动或抑制作用;$\varepsilon_i$ 是随机误差。模型中的解释变量 $y_i$ 值

与观察值 $y$ 之间的差称为残差,其值越小,表明 GWR 模型与观察数据拟合度越好。

## 2.3.3 统计分析

在这项研究中,利用 GWR 来估计 2008 年 $PM_{2.5}$ 浓度与男性、女性和男女肺癌死亡率之间的关系。由于在大多出版物中都有广泛描述 GWR 在环境研究中的应用[103, 104],因此,这里仅提供一个简短的介绍。使用普通最小二乘法(ordinary least squares,OLS),通过建立局部回归模型将 GWR 扩展来探索空间异质性。在 GWR 模型中,将数据点的空间位置嵌入回归参数中,并对参数进行局部估计[105]。GWR 可以通过空间位置的变化来指示自变量对因变量的影响,从而证明自变量和因变量之间关系的空间异质性[105]。鉴于这些特点,本节采用 GWR 模型研究了 $PM_{2.5}$ 浓度与男性、女性及男女肺癌死亡率之间的空间变异关系。带宽是 GWR 的一个重要参数,它控制平滑度。首选带宽由它和模型复杂度之间的相互作用确定,通常有两种自动查找带宽的方法,第一种是 CV,即最小化交叉验证(cross-validation ,CV)函数;第二种是 AIC,即最小化 Akaike 信息准则(Akaike information criterion,AIC)[106]。在本节研究中,通过评估特征的空间构型,选择了一个通过最小化校正的 Akaike 信息准则(AICc)来获得带宽的自适应核[107]。

如上所述,ACS 和 WHO 将年平均 $PM_{2.5}$ 浓度 10 $\mu g/m^3$ 视为 $PM_{2.5}$ 浓度的长期指导值;长期暴露于年平均浓度超过 10 $\mu g/m^3$ 的环境中可能会增加肺癌死亡率[88, 93]。ACS 中 Pope III 等[88]的一项研究得出的结论是,长期接触的 $PM_{2.5}$ 浓度每增加 10 $\mu g/m^3$,肺癌死亡率的风险就会增加大约 8%。WHO 将 $PM_{2.5}$ 浓度的长期指导值定义为 10 $\mu g/m^3$,同时将三个 IT 分别定义为 35 $\mu g/m^3$(IT-1)、25 $\mu g/m^3$(IT-2)和 15 $\mu g/m^3$(IT- 3);长期暴露在 IT-1、IT-2 和 IT-3 的浓度下,死亡率风险分别增加约 15%、9% 和 3%[93]。表 2-1 和表 2-2 显示了长期暴露于 $PM_{2.5}$ 年平均浓度超过 10 $\mu g/m^3$ 的环境会导致肺癌死亡率风险增加,在 WHO 的研究报告中都做出了分析。

根据这些数据,通过以下方式评估暴露于高浓度 $PM_{2.5}$ 下肺癌死亡的潜在风险:

步骤 1:对 ACS 和 WHO AQG 报告的中国 $PM_{2.5}$ 浓度进行分类;

步骤 2:使用中国的网格化人口数据集分析每个 $PM_{2.5}$ 浓度级别下的区域人口状况;

步骤 3:通过将人口规模乘以肺癌死亡率,再加上由 $PM_{2.5}$ 空气污染引起的增加的肺癌死亡数,计算每个级别的肺癌死亡数,如下式所示:

$$P_R = P \cdot \lambda (1+R) \tag{2-8}$$

式中,$\lambda$ 是中国各省的(男女)肺癌死亡率,$P$ 是每个 $PM_{2.5}$ 浓度级别下的区域人口规模,$R$ 为长期接触 ACS 和 WHO AQGs 报告的年均 $PM_{2.5}$ 浓度导致肺癌死亡率增加的风险。见表 2-1 和表 2-2。

**表 2-1　ACS 报道的长期暴露于不同 $PM_{2.5}$ 年平均浓度的环境中所导致的肺癌死亡风险($R$)**

| $PM_{2.5}$ 浓度 | 肺癌死亡风险($R$) |
| --- | --- |
| 50~60 $\mu g/m^3$ | 40% |
| 40~50 $\mu g/m^3$ | 32% |

续表

| PM$_{2.5}$浓度 | 肺癌死亡风险（$R$） |
|---|---|
| 30～40 $\mu g/m^3$ | 24% |
| 20～30 $\mu g/m^3$ | 16% |
| 10～20 $\mu g/m^3$ | 8% |

注：10 $\mu g/m^3$被认为是PM$_{2.5}$的长期指导值；因此，本节研究中假设当长期接触的PM$_{2.5}$浓度低于10 $\mu g/m^3$时，肺癌死亡率风险不会增加。

**表 2-2  WHO AQG 报告的长期暴露在不同 PM$_{2.5}$年平均浓度的环境中所导致的肺癌死亡风险（$R$）**

| PM$_{2.5}$浓度 | 肺癌死亡风险（$R$） |
|---|---|
| 35～60 $\mu g/m^3$ | 15% |
| 25～35 $\mu g/m^3$ | 9% |
| 15～25 $\mu g/m^3$ | 3% |
| 10～15 $\mu g/m^3$ | 0～3% |

## 2.3.4  结果

### 2.3.4.1  中国年 PM$_{2.5}$浓度和受影响人口的累积分布

图 2-16 显示了 2001、2005 和 2010 年受年 PM$_{2.5}$累积分布影响的中国人口比例，这些数据是通过将年累积 PM$_{2.5}$网格与网格化人口数据叠加获得的。从 2001 年到 2005 年，接触 PM$_{2.5}$浓度为 15 $\mu g/m^3$的人口比例有所增加，随后下降（约 50%）到 2001 年至 2010 年观察到的水平。接触 PM$_{2.5}$浓度大于 15 $\mu g/m^3$的人口比例约为 90%，在 10 年内（2001—2010 年），该值变化不大。因此，估算 PM$_{2.5}$浓度对肺癌死亡的潜在风险，探讨 PM$_{2.5}$浓度与肺癌死亡率的关系，对我国具有重要意义。

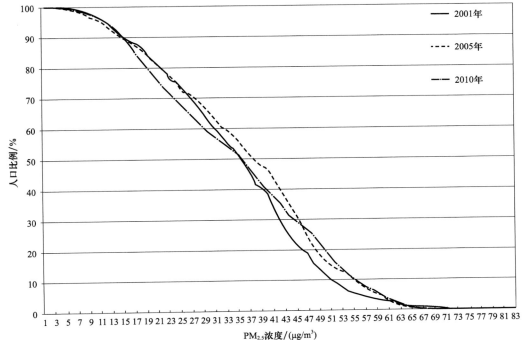

图 2-16  PM$_{2.5}$浓度与我国受影响人口的累积分布

### 2.3.4.2 PM$_{2.5}$与肺癌死亡率的相关性

本节在进行 GWR 分析前进行了一次线性回归分析,初步确定了 2008 年 PM$_{2.5}$浓度与男性、女性、男女肺癌死亡率之间的关系。结果表明,PM$_{2.5}$浓度与男性、女性和男女肺癌死亡率均呈正相关,相关系数 $R$ 值分别为 0.464(sig<0.01)、0.475(sig<0.01)和 0.471(sig<0.01)。此外,还观察到一个总体趋势,即 PM$_{2.5}$浓度较高的省份肺癌死亡率较高,但也有例外,见图 2-13 和图 2-16。因此,通过构建 GWR 模型,进一步探索 PM$_{2.5}$浓度与男性、女性及男女肺癌死亡率之间的空间变化关系。

GWR 模型对男性、女性和男女病例的校正 $R^2$ 分别为 0.654、0.710 和 0.672,这表明 GWR 模型是一个很好的数据拟合模型。图 2-17 显示了 PM$_{2.5}$浓度与男性、女性及男女肺癌死亡率之间的空间变化关系。为了检验回归系数的空间不稳定性,计算了 $F$ 统计量,$F=V_{GWR}/RSS_{GWR}$(其中,$V_{GWR}$是系数的方差,$RSS_{GWR}$是残差平方和)。在本节研究中,每个模型的 $F$ 统计量和自由度之比都大于临界值 0.05,这表明回归系数的空间变化是不平稳的[108]。

图 2-17a 显示了男女模型中 PM$_{2.5}$浓度的局部系数。总的来说,局部系数表明,PM$_{2.5}$浓度对肺癌死亡率的影响在全国范围内差异很大,并且在全国范围内肺癌死亡率与 PM$_{2.5}$浓度呈正相关,这一发现与线性回归的结果一致。系数大于 0.4 的强相关性主要出现在新疆、湖北、江西、青海、甘肃、西藏、福建、浙江、宁夏、陕西、重庆、湖南和河南。

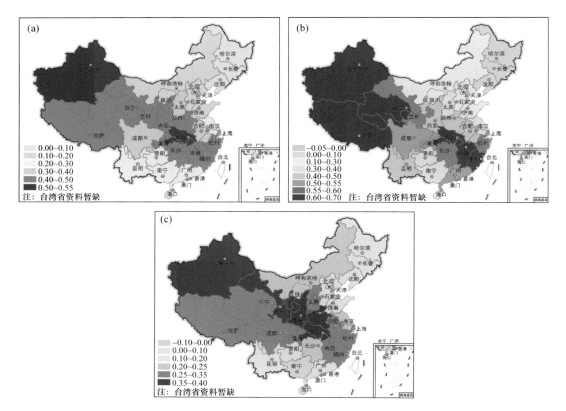

图 2-17　来自男女(a)、男性(b)和女性(c)模型中 PM$_{2.5}$浓度的局部系数图

图 2-17b 显示了男性模型中 $PM_{2.5}$ 浓度的局部系数。总的来说,全国各地 $PM_{2.5}$ 浓度对男性肺癌死亡率的影响各不相同。中国有 28 个省份的 $PM_{2.5}$ 浓度与男性肺癌死亡率呈正相关,主要集中在新疆、江西、青海、西藏、福建、湖北、湖南、甘肃、浙江、重庆、四川、广东、陕西、宁夏、安徽、河南和云南等一些省份,这些省份都表现出相关系数 0.4 以上的强相关性。然而,东北三省(黑龙江、辽宁和吉林)作为我国重工业的主要基地,局部系数却出现改变迹象。在这些地区,吸烟和职业性放射可能是导致肺癌死亡的主要原因(尤其是男性)[109]。

图 2-17c 显示了女性模型中 $PM_{2.5}$ 浓度的局部系数。与男性一样,$PM_{2.5}$ 浓度与女性肺癌死亡率的关系在空间上也存在差异。在我国 29 个省份中,$PM_{2.5}$ 浓度与女性肺癌死亡率呈正相关,主要在宁夏、陕西、湖北、甘肃、新疆、河南、山西、浙江、江西、重庆、安徽和青海等一些省份中表现出强相关性。同样与男性相似,在广西和海南省,$PM_{2.5}$ 浓度与肺癌死亡率呈负相关,在这两个省的女性肺癌患者中,部分是由于烹调食物吸入大量油烟患病[110]。分析 GWR 模型的运行结果,从宏观角度可以看出,尽管在某些地区有例外,但总体上中国肺癌死亡率增加与 $PM_{2.5}$ 浓度升高有关。$PM_{2.5}$ 浓度与肺癌死亡率的关系在空间上存在差异,这表明 $PM_{2.5}$ 浓度不可能是导致某些地区肺癌死亡率增加的唯一病因,每个地区都有各自导致肺癌的主要病因。

### 2.3.4.3 与 $PM_{2.5}$ 相关的肺癌死亡率潜在风险估计

根据 WHO AQGs 的研究,在长期(3~4 年)接触 $PM_{2.5}$ 浓聚物后,我国受到 $PM_{2.5}$ 影响而导致的年平均肺癌死亡人数为 595580 人。根据《癌症国家概况 2014》[111],2012 年,中国肺癌死亡人数约为 595000,这与 WHO 计算的肺癌死亡人数非常接近。

## 2.3.5 讨论

在美国和欧洲国家,已经进行了许多关于 $PM_{2.5}$ 与肺癌死亡率之间关系的研究[88, 89, 91, 112]。然而,缺乏全面的数据是研究我国 $PM_{2.5}$ 与肺癌死亡率之间关系的主要障碍。

本节对我国关于 $PM_{2.5}$ 浓度与肺癌死亡率之间的关系做出了研究,空间上的显性 $PM_{2.5}$ 和人口数据,为本节研究结果提供了有力的证据。研究结果表明,长期暴露于 $PM_{2.5}$ 是导致肺癌的重要危险因素。此外,本节研究还利用 GWR 模型研究了 $PM_{2.5}$ 浓度与男性、女性以及男女肺癌死亡率之间的空间变化关系。这些模型表明,$PM_{2.5}$ 对肺癌死亡率的影响因地理位置的不同而不同,并且在某些地区,除 $PM_{2.5}$ 以外的其他病原体也会影响肺癌死亡率。然而,为了解释可能影响肺癌死亡率及其复杂性的许多因素,还需要其他统计和实验数据。基于 WHO AQGs 的研究,本节的研究还估算了长期(3~4 年)暴露于 $PM_{2.5}$ 浓度后的肺癌死亡率。结果表明,WHO AQGs 计算的结果与本节的研究结果相近,进一步表明,长期暴露在年平均 $PM_{2.5}$ 浓度的环境中会导致肺癌死亡风险增加。

## 2.3.6 小结

本节研究的目的是探索 $PM_{2.5}$ 浓度与肺癌死亡率之间的关系,并根据空间上的显性 $PM_{2.5}$ 浓度和人口数据估计我国长期接触 $PM_{2.5}$ 浓度导致肺癌死亡率增加的风险,得出了以下结论。

(1)长期接触 $PM_{2.5}$ 是导致肺癌的重要危险因素,在中国,$PM_{2.5}$ 浓度与男性、女性、男女肺癌死亡率均呈正相关。

（2）PM$_{2.5}$浓度与肺癌死亡率的关系在空间上存在差异，在我国不同地区，除 PM$_{2.5}$以外，还有其他病原体可能会影响肺癌死亡率。

（3）本节在全国范围内对肺癌死亡率进行了总体评估，并为生态学研究提供有价值的指导。然而，这个问题是复杂的，需要在未来进行系统的研究。

# 2.4 中国非洲猪瘟的时空变化规律及变化趋势

## 2.4.1 研究背景

非洲猪瘟（ASF）是由非洲猪瘟病毒（ASFV）引起的一种急性、热性、高度接触性传染性疾病，表现出高热、皮肤发绀、内脏系统广泛性出血、呼吸系统与神经系统功能障碍、高死亡率的临床特征。目前没有特定的治疗方法或疫苗[113]，给畜牧业经济造成了巨大的经济损失。ASF 会导致高热、食欲不振和抑郁，对易感家猪群造成高致命性[114]。自 1921 年肯尼亚首次发现非洲猪瘟以来，迄今至少有 68 个国家遭受过非洲猪瘟[115, 116]疫情。特别值得关注的是，在消灭非洲猪瘟 30 年后，在一些国家，如匈牙利、保加利亚和比利时，又重新暴发了非洲猪瘟疫情[117]。2018 年 8 月 1 日，中国辽宁省沈阳市沈北新区某养殖户的生猪发生疑似非洲猪瘟疫情，存栏 383 头，发病 47 头，死亡 47 头。8 月 3 日，经中国动物卫生与流行病学中心确诊，该起疫情为非洲猪瘟疫情，这是我国首次发生非洲猪瘟疫情[118]，此后，其他省份也相继发生疫情，至 2019 年 4 月，疫情蔓延至全国范围。分子流行病学研究表明，传入中国的非洲猪瘟病毒属基因Ⅱ型，与格鲁吉亚、俄罗斯、波兰公布的毒株全基因组序列同源性约为 99.95%[119]。

自 2018 年 8 月 3 日确认非洲猪瘟进入中国以来，截至 2019 年 8 月 3 日，一年时间中国 31 个省份共报告 151 起非洲猪瘟疫情。为阻止进一步传播，扑杀了 116 万头生猪[120]。该病可能对全球猪和猪肉产品贸易产生重大影响，并威胁全球粮食安全[121]。本节通过建立时空分布扩散模型，对我国 2018 年 8 月至 2019 年 12 月的 ASF 疫情时空分布特征进行分析评估，并确定中国 ASF 的危险区域，为中国和其他地区制定有效的 ASF 防控措施提供指导。

在本节中，通过获取的非洲猪瘟在我国扩散的数据，分析非洲猪瘟暴发的时间和空间特征，分别对非洲猪瘟在我国的暴发情况进行了时间上的梳理以及空间上疫情扩散分布的可视化。本节的研究工作有助于提高人们对流行病现状的认识，更好地了解流行病暴发地区的情况。

## 2.4.2 数据和方法

### 2.4.2.1 数据采集

本节所使用的非洲猪瘟疫情数据从中国农业农村部官网发布的疫情公告收集整理，并通过世界动物卫生组织（World Organization for Animal Health，OIE）数据验证。有关病例的详细信息已得到一些当地兽医的确认。其中疫情发生时间以中国动物卫生与流行病学中心确诊时间为准,并通过 ArcGIS 10.2 及谷歌地球(Google Earth)软件将时段内所有疫情发生地点进行空间定位。整个中国大陆都属于本研究的研究范围。本节使用的相关数据包括:疫病暴发的具体时间、暴发点的经纬度及发病病例数。

### 2.4.2.2　方法

地理学研究方法目前已被广泛应用于人类及动物疫病研究之中,用来分析疫情的时空分布特征及其影响因素。在本节中,利用地理信息系统(GIS)的空间分析方法对我国非洲猪瘟(ASF)疫病分布情况,疫情定向趋势和时空聚类情况进行分析,并利用地理信息系统进行可视化,制作非洲猪瘟疫情空间分布热图,直观地表达非洲猪瘟在我国不同地区扩散感染的情况。通过时间特征分析非洲猪瘟在我国不同时间段扩散感染的情况。进行时间特征和空间特征的分析,以检测具有显著聚集性的非洲猪瘟暴发的区域和时间段[122, 123]。通过从地理学角度,在全国空间尺度上,以月为时间尺度,采用地理空间分析方法对中国 2018 年 8 月初至 2019 年 12月底间的非洲猪瘟疫情的时空演化特征及影响因素进行探究,以期为各地区防疫部门精确识别疫情重点防控区域以及科学制定疫情防控策略提供决策支撑。

## 2.4.3　结果

### 2.4.3.1　时间分布趋势

图 2-18 是 2018 年 8 月至 2019 年 12 月中国新增感染非洲猪瘟生猪数量变化情况,结合新增染疫生猪的数量变化,可以将疫情在中国的传播大致分为 3 个阶段。

第一阶段是快速传播阶段:2018 年 8 月至 2018 年 12 月,非洲猪瘟疫情进入中国,并迅速扩散。在该阶段,非洲猪瘟于 2018 年 8 月 3 日在中国沈阳市首次发现并继续在国内家猪和野猪中传播。疫情流行初期,该阶段染疫生猪数量较少,新增发病头数变化较为平缓,2018 年 9 月份病例数较 2018 年 8 月还有所下降;在 2018 年 9 月至 11 月,新增染疫生猪数量开始逐渐增加;在 2018 年 11 月之后,新增染疫生猪数量快速增加,至 2018 年 12 月确诊病例数达到最高峰。

第二阶段是急速下降阶段:2019 年 2 月至 2019 年 5 月,非洲猪瘟疫情在我国得到有效的控制,确诊病例数急速下降。2018 年 12 月确诊病例数达到最高峰之后,我国疫情防控部门积极采取有效防控措施,加大疫情防控力度,疫情防控工作取得了显著成效,新增染疫生猪数量明显减少。至 2019 年 5 月,我国非洲猪瘟疫情已得到有效控制。

第三阶段是稳定可控阶段:2019 年 6 月至 2020 年 7 月,我国新增染疫生猪数量平稳变化,非洲猪瘟病毒在我国已稳定可控。在该阶段,疫情虽时有发生,但整体上得到有效控制,部分区域仍存在小幅波动。直至 2019 年 12 月,疫情被完全控制,2020 年 1 月至 2020年 6 月,国内未发现新增染疫生猪。但 2020 年 7 月,疫情出现反弹,在重庆市又新增 4 例确诊病例。

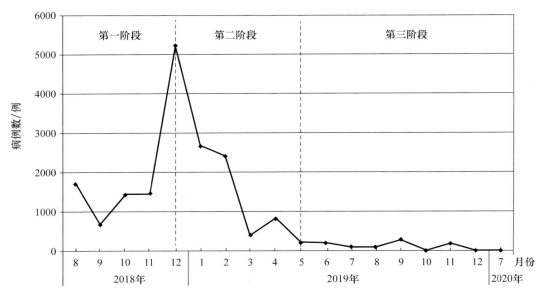

图 2-18　2018 年 8 月至 2019 年 12 月新增感染非洲猪瘟数量变化图

## 2.4.3.2　空间分布特征

依据不同地区的病例数,并借助 ArcGIS 空间分析工具,确定了全国不同省份的疫病风险等级空间分布状况(表 2-3、图 2-19)。疫病风险空间分布分析结果表明,截至 2019 年 12 月 20 日,除中国香港、澳门和台湾外,中国有 31 个省份和地区报告了疫情;黑龙江、江苏和广西为我国 ASF 疫病发生的"极其危险区",其中黑龙江 ASF 累计暴发数最多,占全部病例的 28.4%(5095/17913),其次是江苏和广西,分别占 17.2%(3079/17913)和 9.9%(1767/17913);安徽、湖南、云南为我国 ASF 疫病发生的"高度风险区",确诊病例数共计 2604 例,占全部病例的 14.6%;河北、山西、山东、河南、湖北、江西、福建、广东、青海、宁夏、重庆为我国 ASF 疾病发生的"一般风险区",确诊病例数仅为 972 例,占全部病例的 5.4%;其余省份/地区为我国 ASF 疫病发生的"显著风险区",占全部病例的 24.5%。总体而言,各省份间的风险等级差异明显,疫情的传播趋势主要集中在东北、华东地区,其次是南方和西南地区,总体上呈由东北向西南增加的趋势。

表 2-3　我国非洲猪瘟疫情风险区空间分布

| 序号 | 风险等级 | 辐射区域 |
|---|---|---|
| 1 | 极其危险区 | 黑龙江省、江苏省、广西壮族自治区 |
| 2 | 高度风险区 | 安徽省、湖南省、云南省 |
| 3 | 显著风险区 | 北京市、天津市、吉林省、辽宁省、陕西省、浙江省、四川省、贵州省、甘肃省、海南省、内蒙古自治区、新疆维吾尔自治区、西藏自治区 |
| 4 | 一般风险区 | 重庆市、上海市、河北省、山东省、河南省、山西省、湖北省、江西省、福建省、广东省、青海省、宁夏回族自治区 |
| 5 | 稀有风险区 | 香港、澳门、台湾 |

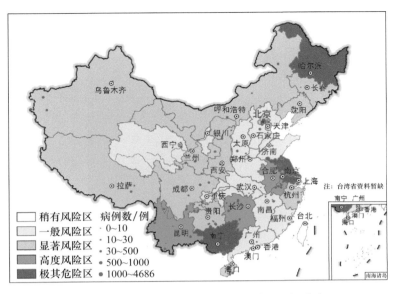

图 2-19　全国不同省份的疫病风险等级空间分布

## 2.4.4　讨论

根据我国非洲猪瘟疫病空间分析结果,黑龙江、江苏和广西为疫病发生的"极其危险区",其中黑龙江、江苏和广西是全国畜牧业主要生产省份和重要的畜产品供应基地,这可能是造成这些地区暴发疫病较多的因素之一。根据本节收集的数据可知,新疆、西藏、青海、海南在2019 年 3 月(距离 2018 年 8 月中国首次确认 ASF 流行间隔 8 个月)才相继报告首例病例,非洲猪瘟疫病传播到这些地区较晚,可能是新疆、西藏、青海、海南等地居住人群与中国东部省份不同,这些地区是回族、藏族、维吾尔族等少数民族的主要分布地区,特别是回族和维吾尔族是穆斯林的两个主要民族。由于宗教习俗,生猪存栏量和猪肉消费量保持在相对较低的水平,而牛肉和羊肉的消费占据了市场的主要部分,从而在一定程度上减少了易感猪的数量[124, 125]。此外,不同于其他地区,新疆、西藏、青海、海南等地的地理位置远离主要交通路线且人口分布较稀疏,ASF 对这些地区的影响相对滞后,也在一定程度上减少了病毒的传播扩散。综上分析认为,非洲猪瘟疫情的传播与人类活动、社会经济等因素息息相关,如动物贸易、肉制品加工和民族文化等,这些因素对非洲猪瘟流行扩散的影响在少数民族集中地区表现更为显著。

时间分布趋势分析结果表明,2018 年 11 月至 2019 年 1 月间 ASF 病例数急速增长,尤其是郊区和农村地区。这很可能是由于春节期间,全国各地对各种猪肉产品的需求增加,刺激了全国范围内的生猪和猪肉制品加工贸易,加速了非洲猪瘟扩散暴发。此外,大多数发生在郊区农场的疫情比在农村农场登记的疫情要少得多,这在一定程度上可能是因为大部分商品猪养殖场主要位于城市郊区,能够有效控制 ASF 疫情,同时具有较高的生物安全防控意识和各种管理措施[126, 127]。同时,生物安全防控意识淡薄的养猪场分布相对分散,各种规范的管理措施相对较缺乏,导致疫情应对滞后,增加了猪的易感性、发病率和死亡数量。

## 2.4.5 小结

非洲猪瘟(ASF)是家猪和野猪的主要威胁。2018 年 8 月 1 日至 2019 年 12 月 22 日,中国非洲猪瘟暴发呈由东北向西南方向发展的趋势。2018—2019 年,ASF 疫情在中国持续不断,由于缺乏有效的疫苗,给养猪业、养猪户和猪肉生产企业造成了严重的经济损失。同时研究结果表明,人为因素和空间分布以及及时采取有效措施对 ASF 的传播至关重要,这些发现为优化当前干预措施以及开发新的工具和制定战略以减少非洲猪瘟病毒向家猪和野猪的风险传播提供了理论依据,有助于在中国和世界其他存在感染风险的地区制定更有效的 ASF 预防和控制策略。

# 第 *3* 章

# 应用总结

本书借助流行病学相关理论,通过建立基于地理信息系统的重大公共卫生事件时空分析模型,分析了重大公共卫生事件发生的时空特征以及其与地理、环境、经济等要素的相关性,为重大公共卫生事件的应急防控提供了新思路、新方法,本书取得的主要研究成果总结如下。

## 3.1　关键技术总结

(1)本书突破传统对疫病进行单一的时间趋势研究或空间分布研究的限制,创新性地建立了传统的流行病学的 GIS 模型和 SaTScan 模型,研究了新疆地区内脏利什曼病的时空聚类特征及高风险的热点分布区,分析了内脏利什曼病发生与周围地理环境因素的关系,实现了对新疆地区内脏利什曼病时空特征及流行趋势的深度剖析。

(2)基于对新疆地区内脏利什曼病的研究,本书试探性地将该模型用于我国甲型 H7N9 禽流感病毒的时空趋势分析中,不仅实现了对我国甲型 H7N9 禽流感病毒的时空发展趋势评估,还增加了人们对甲型 H7N9 病毒流行发展的认识,更加验证了本书所建立的模型具有广泛的适用性。

(3)为进一步加强对疫病空间规律研究的探索,本书以 $PM_{2.5}$ 网格数据和人口网格数据为基础,创新性地将地理加权回归(GWR)模型应用于我国 $PM_{2.5}$ 浓度与肺癌死亡率的空间变化关系的探讨,对研究我国 $PM_{2.5}$ 浓度与肺癌死亡率的关系做出了重要贡献。

(4)本书通过收集并分析自非洲猪瘟疫情进入我国以来的 ASF 病例数据,运用时空分析方法探讨我国 ASF 的时空分布特征以及呈现的发展趋势,揭示了中国非洲猪瘟的危险区域,为制定有效的预防和控制非洲猪瘟暴发的策略提供了有用的信息。

## 3.2　重要成果总结

(1)秋季和冬季是内脏利什曼病的暴发季节;同时,内脏利什曼病在中国喀什地区仍然是一个严重的公共卫生问题,特别是在伽师县的中北部,存在时空聚类现象,是热点分布相对高风险的地区,也是今后喀什地区内脏利什曼病防控的重点区域。

(2)甲型 H7N9 禽流感病毒感染具有强烈的季节性,一年中第一季度是病毒的高发期,尤其是 1 月、2 月以及第二季度初的 4 月,在第三季度逐渐衰弱;我国东部地区受影响最严重,随着时间的推移,其分布从沿海地区向内陆地区转移;此外,病例还表现出局部空间聚集性,高危险区多位于我国东南沿海地区,应引起地方政府的重视。

(3)中国 ASF 病例分布呈现显著的由东北向西南方向发展的趋势。尤其是在春节期间感染数量激增。病例还呈现局部空间聚集性,尤其是全国主要畜牧业生产供应的省份,应加强制定更有效的预防和控制非洲猪瘟的策略。

# 3.3　实用意义总结

本书创造性地将地理信息系统与流行病学结合,分析了新疆喀什地区内脏利什曼病、中国甲型 H7N9 禽流感病毒、$PM_{2.5}$ 浓度与中国肺癌死亡率以及非洲猪瘟的时空分布规律及变化趋势,为我国相关重大公共卫生事件的时空特征评估提供了切实可行的方法,对我国应急防控部门制定针对性的重大公共卫生事件应急防控措施具有重要的实用意义。

# 参考文献

［1］国务院．突发公共卫生事件应急条例［R］．北京：国务院，2003(2011 修订).

［2］徐鑫荣，马可．公共卫生突发事件应急救治系统构建［J］．中华急诊医学杂志，2005，14(12)：1055-1056.

［3］国务院．国家突发公共卫生事件应急预案［R］．北京：国务院，2006.

［4］Sanson R L, Pfeiffer D U, Morris R S. Geographic information systems: Their application in animal disease control［J］. Rev Sci Tech, 1991, 10(1): 17995.

［5］王靖飞，崔尚金，吴东来．地理信息系统与动物流行病学［J］．动物医学进展，2004，25(6)：41-45.

［6］杜娟，关泽群．GIS 在流行病学研究中的应用［J］．现代预防医学，2007(19)：3691-3693,3698.

［7］Norstrom M. Geographic information system (GIS) as a tool in surveillance and monitoring of animal diseases［J］. Acta Veterinaria Scandinavica, 2001, 42: 1-7.

［8］郎红霞，杨艺．宁夏惠农区 2007—2011 年居民主要死亡原因分析［J］．现代预防医学，2014，41(8)：1501-1502,1505.

［9］杨晓红．地理信息系统在医学研究中的应用［J］．卫生研究，2004(2)：254-256.

［10］梁文博．广西 2008—2016 年心脑血管疾病死因监测分析及基于 GIS 的时空趋势研究［D］．南宁：广西医科大学，2018.

［11］王靖飞，崔尚金，刘文斌，等．应用地理信息系统进行疫病控制及流行病学研究［J］．畜牧兽医科技信息，2003(10)：4-7.

［12］Zhou Xiaonong, Lv Shan, Yang Guojing, et al. Spatial epidemiology in zoonotic parasitic diseases: Insights gained at the 1st international symposium on geospatial health in Lijiang, China, 2007［J］. Parasites Vectors, 2009, 2(1): 10.

［13］Wang Junyun, Gao Chunhua, Yang Yuetao, et al. An outbreak of the desert sub-type of zoonotic visceral leishmaniasis in Jiashi, Xinjiang Uygur Autonomous Region, People's Republic of China［J］. Parasitology International, 2010, 59(3): 331-337.

［14］Zheng Canjun, Wang Liying, Xu Xiang, et al. Visceral leishmaniasis in China during 2004—2007［J］. Chinese Journal of Parasitology & Parasitic Diseases, 2009, 27(4): 344-346.

［15］Guan L R, Shen W X. Recent advances in visceral leishmaniasis in China［J］. Southeast Asian Journal of Tropical Medicine&Public Health, 1991, 22(3): 291-298.

［16］Wang Junyun, Cui Gang, Chen Haitang, et al. Current epidemiological profile and features of visceral leishmaniasis in people's republic of China［J］. Parasites Vectors, 2012, 5(1): 31.

［17］Wang Liying, Wu Weiping, Fu Qing, et al. Spatial analysis of visceral leishmaniasis in the oases of the plains of Kashi Prefecture, Xinjiang Uygur Autonomous Region, China［J］. Parasites Vectors, 2016, 9(1): 148.

［18］Zheng Canjun, Xue Chuizhao, Wu Weiping, et al. Epidemiological characteristics of kala-azar disease in China, during 2005—2015［J］. Chinese Journal of Epidemiology, 2017, 38(4): 431-434.

［19］Jin C F, Zuo X P, Gu D A, et al. A newly identified endemic area of visceral leishmaniasis in Minfeng county of south Xinjiang II. Investigation on phlebotomine vectors. Chinese Journal of Parasitology &

Parasitic Diseases, 2008, 26(2): 132-135.

[20] WangLongde, Wang Yu, Jin Shuigao, et al. Emergence and control of infectious diseases in China[J]. The Lancet, 2008, 372(9649): 1598-1605.

[21] Anselin Luc, Getis Arthur. Spatial statistical analysis and geographic information systems[J]. Annals of Regional Science, 1992, 26(1): 19-33.

[22] Bhunia G S, Kesari S, Chatterjee N, et al. Spatial and temporal variation and hotspot detection of kala-azar disease in Vaishali district (Bihar), India[J]. BMC Infectious Diseases, 2013, 13(1): 64.

[23] Ahmadkhani M, Alesheikh A A, Khakifirouz S, et al. Space-time epidemiology of Crimean-Congo hemorrhagic fever (CCHF) in Iran[J]. Ticks Tick-borne Diseases, 2018, 9(2): 207-216.

[24] Abbas T, Younus M, Muhammad S. Spatial cluster analysis of human cases of Crimean Congo hemorrhagic fever reported in Pakistan[J]. Infectious Diseases of Poverty, 2015, 4(1): 9.

[25] Mollalo A, Alimohammadi A, Shirzadi M R, et al. Geographic information system-based analysis of the spatial and spatio-temporal distribution of zoonotic cutaneous leishmaniasis in Golestan Province, northeast of Iran[J]. Zoonoses & Public Health, 2015, 62(1): 18-28.

[26] Mollalo A, Alimohammadi A, Khoshabi M. Spatial and spatio-temporal analysis of human brucellosis in Iran[J]. Transactions of Royal Society Tropical Medicine and Hygiene, 2014, 108(11): 721-728.

[27] Li Zeng, Fu Jingying, Jiang Dong, et al. Spatiotemporal distribution of U5MR and their relationship with geographic and socioeconomic factors in China[J]. International Journal of Environmental Research & Public Health, 2017, 14(11): 1428.

[28] ESRI. Average Nearest Neighbor (Spatial Statistics)[Z/OL]. (2014-08-26)[2020-12-02]. http://resources. arcgis. com/en/help/main/10. 2/index. html#/na/005p00000008000000/.

[29] O'sullivan D, Unwin D J. Geographic information analysis[M]. John Wiley & Sons, 2010.

[30] Hinman S E, Blackburn J K, Curtis A. Spatial and temporal structure of typhoid outbreaks in Washington, D. C, 1906-1909: Evaluating local clustering with the Gi* statistic[J]. International Journal of Health Geographics, 2006, 5(1): 13.

[31] Ord J K, Getis A. Local spatial autocorrelation statistics: Distributional issues and an application[J]. Geographical Analysis, 1995, 27(4): 286-306.

[32] Ma Liguang, Chen Qiuhong, Wang Yuanyuan, et al. Spatial pattern and variations in the prevalence of congenital heart disease in children aged 4-18 years in the Qinghai-Tibetan Plateau[J]. Science of the Total Environment, 2018, 627: 158-165.

[33] ESRI. Hot Spot Analysis (Getis-Ord Gi*) works[Z/OL]. (2014-08-26)[2020-12-02]. http://resources. arcgis. com/zh-cn/help/main/10. 2/index. html#/na/005p00000011000000/.

[34] Blanco-Guillot F, Castañeda-Cediel M L, Cruz-Hervert P, et al. Genotyping and spatial analysis of pulmonary tuberculosis and diabetes cases in the state of Veracruz, Mexico[J]. PloS One, 2018, 13(3): e0193911.

[35] Kulldorff M. SaTScan: Software for the spatial, temporal, and space-time scan statistics[Z/OL]. Information Management Services, Inc, 2005. https://www. satscan. org/.

[36] Kulldorff M, Heffernan R, Hartman J, et al. A space-time permutation scan statistic for disease outbreak detection[J]. PLoS Medicine, 2005, 2(3): e59.

[37] Zare M, Rezaianzadeh A, Tabatabaee H, et al. Spatiotemporal clustering of cutaneous leishmaniasis in Fars province, Iran[J]. Asian Pacific Journal of Tropical Biomedicine, 2017, 7(10): 862-869.

[38] Gradoni L. A brief introduction to leishmaniasis epidemiology[M]. In The Leishmaniases: Old Neglected Tropical Diseases, 2018:1-13.

［39］Pérez-Flórez M，Ocampo C B，Valderrama-Ardila C，et al. Spatial modeling of cutaneous leishmaniasis in the Andean region of Colombia［J］. Memórias Do Instituto Oswaldo Cruz，2016，111(7)：433-442.

［40］Elnaiem D E，Schorscher J，Bendall A，et al. Risk mapping of visceral leishmaniasis：The role of local variation in rainfall and altitude on the presence and incidence of kala-azar in eastern Sudan［J］. American Journal of Tropical Medicine & Hygiene，2003，68(1)：10-17.

［41］Bhunia G S，Kumar V，Kumar A J，et al. The use of remote sensing in the identification of the eco-environmental factors associated with the risk of human visceral leishmaniasis（kala-azar）on the Gangetic plain，in north-eastern India［J］. Annals of Tropical Medicine & Parasitology，2010，104(1)：35-53.

［42］付青. 喀什地区人源型黑热病时-空聚集性及其媒介分布的研究［D］. 北京：中国疾病预防控制中心，2007.

［43］Yu Hongjie，Cowling B J，Feng Luzhao，et al. Human infection with avian influenza A（H7N9）virus：An assessment of clinical severity［J］. The Lancet，2013，382(9887)：138-145.

［44］WHO. Avian Influenza A（H7N9）Virus［Z/OL］. 2017. http://www.who.int/influenza/human_animal_interface/Influenza_Summary_IRA_HA_interface_10_30_2017.pdf.

［45］Van Riel D，Leijten L M E，De Graaf M，et al. Novel avian-origin influenza A（H7N9）virus attaches to epithelium in both upper and lower respiratory tract of humans［J］. The American Journal of Pathology，2013，183(4)：1137-1143.

［46］Chan M C，Chan R W，Chan L L，et al. Tropism and innate host responses of a novel avian influenza A（H7N9）virus：An analysis of ex-vivo and in-vitro cultures of the human respiratory tract［J］. The Lancet Respiratory Medicine，2013，1(7)：534-542.

［47］中国疾病预防控制中心. 我国从人感染病例中发现 H7N9 病毒变异株［Z/OL］.（2017-02-19）［2020-12-02］. http://www.chinacdc.cn/yw_9324/201702/t20170219_138185.html.

［48］Shi J，Deng G，Kong H，et al. H7N9 virulent mutants detected in chickens in China pose an increased threat to humans［J］. Cell Research，2017，27(12)：1409-1421.

［49］Xiang N，Li X，Ren R，et al. Assessing change in avian influenza A（H7N9）virus infections during the fourth epidemic-China，September 2015-August 2016［J］. Morbidity and Mortality Weekly Report，2016，65(49)：1390-1394.

［50］Kapczynski D. Identification of viral epitopes recognized by the immune system following vaccination and challenge with the H7N9 avian influenza virus from China［J］. Virology，2011，417(2)：369-378.

［51］Zhu Huachen，Lam T T，Smith D K，et al. Emergence and development of H7N9 influenza viruses in China［J］. Current Opinion in Virology，2016，16：106-113.

［52］Guinat C，Nicolas G，Vergne T，et al. Spatio-temporal patterns of highly pathogenic avian influenza virus subtype H5N8 spread，France，2016 to 2017［J］. Eurosurveillance，2018，23(26)：1700791.

［53］Li Jun，Yu Xinfen，Pu Xiaoying，et al. The diversity of avian influenza virus subtypes in live poultry markets before and during the second wave of A（H7N9）infections in Hangzhou，China［J］. Emerging Microbes & Infections，2015，4(2)：e14.

［54］Lin Q，Lin Z，Chiu A P，et al. Seasonality of influenza A（H7N9）virus in China：fitting simple epidemic models to human cases［J］. Plos One，2016，11(3)：e0151333.

［55］World Health Organization. Human Infection with Avian Influenza A（H7N9）Virus-China［Z/OL］.（2017-01-17）［2020-12-02］. www.who.int/csr/don/17-january-2017-ah7n9-china/en/.

［56］Zhang Yi，Shen Zhixiong，Ma Chunna，et al. Cluster of human infections with avian influenza A（H7N9）cases：A temporal and spatial analysis［J］. International Journal Environmental Research and Public Health，2015，12(1)：816-828.

[57] Dong Wen, Yang Kun, Xu Quanli, et al. A predictive risk model for A(H7N9) human infections based on spatial-temporal autocorrelation and risk factors: China, 2013-2014[J]. International Journal Environmental Research and Public Health, 2015, 12(12): 15204-15221.

[58] Liu W, Yang K, Qi X, et al. Spatial and temporal analysis of human infection with avian influenza A(H7N9)virus in China, 2013[J]. Eurosurveillance, 2013, 18(47): 20640.

[59] Songchitruksa P, Zeng X. Getis-Ord spatial statistics to identify hot spots by using incident management data[J]. Transportation Research Record: Journal of the Transportation Research Board, 2010, 13 (2165): 42-51.

[60] Feng Yongjiu, Chen Xinjun, Gao Feng, et al. Impacts of changing scale on Getis-Ord Gi* hotspots of CPUE: A case study of the neon flying squid (Ommastrephes bartramii) in the northwest Pacific Ocean [J]. Acta Oceanologica Sinica, 2018, 37(5): 67-76.

[61] Dong Wen, Yang Kun, Xu Quanli, et al. Spatio-temporal pattern analysis for evaluation of the spread of human infections with avian influenza A(H7N9) virus in China, 2013-2014[J]. BMC Infectious Diseases, 2017, 17(1): 704.

[62] Wang Xiling, Jiang Hui, Wu Peng, et al. Epidemiology of avian influenza A(H7N9) virus in human beings across five epidemics in mainland China, 2013-2017: An epidemiological study of laboratory-confirmed case series[J]. The Lancet Infectious Diseases, 2017, 17(8): 822-832.

[63] Iuliano A D, Jang Yunho, Jones J, et al. Increase in human infections with avian influenza A(H7N9) virus during the fifth epidemic-China, October 2016-February 2017[J]. Morbidity and Mortality Weekly Report, 2017, 66(9): 254-255.

[64] Sokal R R, Oden N L, Thomson B A. Local spatial autocorrelation in biological variables[J]. Biological Journal of the Linnean Society, 1998, 65(1): 41-62.

[65] Costa M A, Kulldorff M. Maximum linkage space-time permutation scan statistics for disease outbreak detection[J]. International Journal Health Geographics, 2014, 13(1): 20.

[66] Zhang Yi, Feng C, Ma Chunna, et al. The impact of temperature and humidity measures on influenza A(H7N9) outbreaks-Evidence from China[J]. International Journal of Infectious Diseases, 2015, 30: 122-124.

[67] Ou Huilin, Yao Hangping, Yao Wei, et al. Analysis of the immunogenicity and bioactivities of a split influenza A/H7N9 vaccine mixed with MF59 adjuvant in BALB/c mice[J]. Vaccine, 2016, 34(20): 2362-2370.

[68] Bart S A, Hohenboken M, Della Cioppa G, et al. A cell culture-derived MF59-adjuvanted pandemic A/H7N9 vaccine is immunogenic in adults[J]. Science Translational Medicine, 2014, 6(234): 234ra55.

[69] Soltani A, Askari S. Exploring spatial autocorrelation of traffic crashes based on severity[J]. Injury, 2017, 48(3): 637-647.

[70] Valcour J E, Charron D F, Berke O, et al. A descriptive analysis of the spatio-temporal distribution of enteric diseases in New Brunswick, Canada[J]. BMC Public Health, 2016, 16(1): 204.

[71] Bui C, Bethmont A, Chughtai A A, et al. A systematic review of the comparative epidemiology of avian and human influenza A H5N1 and H7N9-lessons and unanswered questions[J]. Transboundary and Emerging Diseases, 2016, 63(6): 602-620.

[72] Yu Hongjie, Wu J T, Cowling B J, et al. Effect of closure of live poultry markets on poultry-to-person transmission of avian influenza A(H7N9) virus: An ecological study[J]. The Lancet, 2014, 383(9916): 541-548.

[73] Wu Peng, Jiang Hui, Wu J T, et al. Poultry market closures and human infection with influenza

A(H7N9) virus, China, 2013-2014[J]. Emerging Infectious Diseases, 2014, 20(11): 1891-1894.

[74] Artois J, Lai Shengjie, Feng Luzhao, et al. H7N9 and H5N1 avian influenza suitability models for China: Accounting for new poultry and live-poultry markets distribution data[J]. Stochastic Environmental Research and Risk Assessment, 2017, 31(2): 393-402.

[75] Artois J, Jiang H, Wang X, et al. Changing geographic patterns and risk factors for avian influenza A(H7N9) Infections in humans, China[J]. Emerging Infectious Diseases, 2018, 24(1): 87-94.

[76] Offeddu V, Cowling B J, Peiris J S M. Interventions in live poultry markets for the control of avian influenza: A systematic review[J]. One Health, 2016, 2(c): 55-64.

[77] Wu Jie, Lu Jing, Faria N R, et al. Effect of live poultry market interventions on influenza A(H7N9) virus, Guangdong, China[J]. Emerging Infectious Diseases, 2016, 22(12): 2104-2112.

[78] Bethmont A, Bui C M, Gardner L, et al. Quantified degree of poultry exposure differs for human cases of avian influenza H5N1 and H7N9[J]. Epidemiology & Infection, 2016, 144(12): 2633-2640.

[79] Alcorn T. China's skies: A complex recipe for pollution with no quickfix[J]. The Lancet, 2013, 381 (9882): 1973-1974.

[80] Seaton A, Godden D, MacNee W, et al. Particulate air pollution and acute health effects[J]. The Lancet, 1995, 345(8943): 176-178.

[81] Pope C A, Dockery D W. Health effects of fine particulate air pollution: Lines that connect[J]. Journal of Air & Waste Management Association, 2006, 56(6):709-742.

[82] Weichenthal S A, Godri-Pollitt K, Villeneuve P J. PM$_{2.5}$, oxidant defence and cardiorespiratory health: A review[J]. Environmental Health, 2013, 12(1): 40-41.

[83] Zou B, Wilson J G, Zhan F B, et al. Spatially differentiated and source-specific population exposure to ambient urban air pollution[J]. Atmospheric Environment, 2009, 43(26): 3981-3988.

[84] Liu Yang. New directions: Satellite driven PM$_{2.5}$ exposure models to support targeted particle pollution health effects research[J]. Atmospheric Environment, 2013, 68(4): 52-53.

[85] Fann N, Risley D. The public health context for PM$_{2.5}$ and ozone air quality trends[J]. Air Quality Atmosphere & Health, 2013, 6(1): 1-11.

[86] Pope III C A. Review: Epidemiological basis for particulate air pollution health standards[J]. Aerosol Science and Technology, 2000, 32(1): 4-14.

[87] Bascom R, Bromberg P A, Costa D A, et al. Health effects of outdoor air pollution[J]. American Journal of Respiratory and Critical Care Medicine, 1996, 153(1): 3-50.

[88] Vinikoor-Imler L C, Davis J A, Luben T J. An ecologic analysis of county-level PM$_{2.5}$ concentrations and lung cancer incidence and mortality[J]. International Journal of Environmental Research and Public Health, 2011, 8(6): 1865-1871.

[89] Nawrot T S, Nackaerts K, Hoet P H, et al. Lung cancer mortality and fine particulate air pollution in Europe[J]. International Journal of Cancer, 2007, 120(8): 1825-1826.

[90] Krewski D, Jerrett M, Burnett R T, et al. Extended follow-up and spatial analysis of the American Cancer Society study linking particulate air pollution and mortality[J]. Research Report Health Effects Institute, 2009, 140(140): 5-114.

[91] Jerrett M, Burnett R T, Ma R, et al. Spatial analysis of air pollution and mortality in Los Angeles[J]. Epidemiology, 2005, 16(6):727-736.

[92] Pope III C A, Burnett R T, Thun M J, et al. Lung cancer, cardiopulmonary mortality, and long-term exposure to fine particulate air pollution[J]. JAMA, 2002, 287(9): 1132-1141.

[93] WHO. Air quality guidelines - Global update 2005: particulate matter, ozone, nitrogen dioxide and sulfur

dioxide[R]. World Health Organization, 2006. https://www. who. int/phe/health_topics/outdoorair/outdoorair_aqg/en/.

[94] Hu D, Jiang J. PM$_{2.5}$ pollution and risk for lung cancer: A rising issue in China[J]. Journal of Environmental Protection, 2014, 5(8): 731-738.

[95] Zhang Minsi, Song Yu, Cai Xuhui, et al. Economic assessment of the health effects related to particulate matter pollution in 111 Chinese cities by using economic burden of disease analysis[J]. Journal of Environmental Management, 2008, 88(4): 947-954.

[96] Aunan K, Pan X C. Exposure-response functions for health effects of ambient air pollution applicable for China-a meta-analysis[J]. Science of Total Environment, 2004, 329(1-3): 3-16.

[97] Battelle Memorial Institute, Center for International Earth Science Information Network-CIESIN-Columbia University. Global Annual Average PM2.5 Grids from MODIS and MISR Aerosol Optical Depth (AOD) [Z/OL]. Palisades, NY: NASA Socioeconomic Data and Applications Center (SEDAC). 2013. https://beta. sedac. ciesin. columbia. edu/data/set/sdei-global-annual-avg-pm2-5-2001-2010.

[98] Van Donkelaar A, Martin R V, Brauer M, et al. Global estimates of ambient fine particulate matter concentrations from satellite-based aerosol optical depth: Development and application[J]. Environmental Health Perspectives, 2010, 118(6): 847-855.

[99] 中华人民共和国国家统计局. 2010 年第六次全国人口普查主要数据公报(第 1 号)[J]. 中国计划生育学杂志, 2011, 19(8): 511-512.

[100] Yang X, Jiang D, Wang N, et al. Method of pixelizing population data[J]. Journal of Geographical Sciences, 2002, 57(7s): 70-75.

[101] 李媛秋,代敏,陈元立,等. 中国省区水平肺癌死亡率估计方法研究[J]. 中国肺癌杂志, 2011, 14(2): 120-126.

[102] 戈冬梅,姜磊. 基于 GWR 模型的省域旅游影响因素空间差异分析[J]. 生态经济, 2013, (7): 93-97,132.

[103] Hu X, Waller L A, Al-Hamdan M Z, et al. Estimating ground-level PM$_{2.5}$ concentrations in the southeastern U. S. using geographically weighted regression[J]. Environmental Research, 2013, 121:1-10.

[104] Fotheringham S, Charlton M, Brunsdon C. Geographically weighted regression: A natural evolution of the expansion method for spatial data analysis[J]. Environment and Planning A, 1998, 30(11): 1905-1927.

[105] 张洁. 基于 GWR 模型的城市住宅地价空间分异研究[D]. 杭州:浙江大学, 2012.

[106] McMillen D P. Geographically weighted regression:The analysis of spatially varying relationships[J]. American Journal of Agricultural Economics, 2004,86(2):554-556.

[107] Hurvich C M, Simonoff J S, Tsai C L. Smoothing parameter selection in nonparametric regression using an improved Akaike information criterion[J]. Journal of Royal Statistical Society, 1998, 60(2): 271-293.

[108] Leung Y,Mei C L, Zhang W X. Statistical tests for spatial nonstationarity based on the geographically weighted regression model[J]. Environment and Planning A, 2000, 32(1): 9-32.

[109] Xu Z Y, Blot W J, Xiao H P, et al. Smoking, air pollution, and the high rates of lung cancer in Shenyang, China[J]. Journal of National Cancer Institute, 1989,81(23): 1800-1806.

[110] Ko Y C, Cheng S C, Lee C H, et al. Chinese food cooking and lung cancer in women nonsmokers[J]. American Journal of Epidemiology, 2000, 151(2): 140-147.

[111] WHO. Cancer country profiles 2014[Z/OL]. URL: http://www. who. int/cancer/country-profiles/en/ (accessed 15 Jun 2015).

［112］ Beeson W L，Abbey D E，Knutsen S F. Long-term concentrations of ambient air pollutants and incident lung cancer in California adults：results from the AHSMOG study［J］. Environmental Health Perspectives，1998，106(12)：813-822.

［113］ Normile D. Arrival of deadly pig disease could spell disaster for China［J］. Science，2018，361 (6404)：741.

［114］ Costard S，Mur L，Lubroth J，et al. Epidemiology of African swine fever virus［J］. Virus Res，2013，173：191-197.

［115］ Gulenkin V M，Korennoy F I，Karaulov A K，et al. Cartographical analysis of African swine fever outbreaks in the territory of the Russian Federation and computer modeling of the basic reproduction ratio ［J］. Preventive Veterinary Medicine，2011，102(3)：167-174.

［116］ 中华人民共和国. 截至 2019 年 7 月 3 日,全国共发生非洲猪瘟疫情 143 起［EB/OL］. (2019-07-04) ［2019-05-15］. http：//www. gov. cn/xinwen/2019/07/04/content_5406088. htm.

［117］ Oganesyan A S，Petrova O N，Korennoy F I，et al. African swine fever in the Russian federation：spatio-temporal analysis and epidemiological overview［J］. Virus Res，2013，173：204-211.

［118］ 中华人民共和国农业农村部. 农业农村部发布非洲猪瘟Ⅱ级疫情预警［EB/OL］. (2018-08-03)［2019-5-15］. http：//www. moa. gov. cn/ztzl/fzzwfk/gzdt/201808/t20180803_6155300. htm.

［119］ 李硕,张云辉,王永怡,等. 2018 年 11—12 月全球主要疫情回顾［J］. 传染病信息，2018，31（6）：575-576.

［120］ FAO. ASF situation in Asia update［EB/OL］. 2019. http：//www. fao. org/ag/againfo/programmes/en/empres/ASF/situation_update. html.

［121］ Sanchez-Vizcaino J M，Mur L，Gomez-Villamandos J C，et al. An update on the epidemiology and pathology of African swine fever［J］. Journal of Comparative Pathology，2015，152：9-21.

［122］ Wong N S，Huang S，Chen L，et al. Spatiotemporal clusters of primary and secondary syphilis cases in south China：an observational study［J］. The Lancet，2016，388：S90.

［123］ Hajigholizadeh M，Melesse A M. Assortment and spatiotemporal analysis of surface water quality using cluster and discriminant analyses［J］. Catena，2017，151：247-258.

［124］ 百度文库. 我国各少数民族生活习惯和饮食特点［J/OL］. https：//wenku. baidu. com/view/2c881245be23482fb4da4c75. html.

［125］ 百度文库. 中国少数民族分布情况［J/OL］. https：//wenku. baidu. com/view/28e83ccb581b6bd97f19eac0. html? fr=search-1-wk_sea_es-income4.

［126］ Nurmoja I，Motus K，Kristian M，et al. Viltrop，a epidemiological analysis of the 2015-2017 African swine fever outbreaks in Estonia［J］. Preventive Veterinary Medicine，2018，S0167-5877（0118）：30361-30361.

［127］ Asambe A，Sackey，A K B，Tekdek L B. Sanitary measures in piggeries，awareness，and risk factors of African swine fever in Benue State，Nigeria［J］. Tropical Animal Health and Production，2018，51：997-1001.

附　录

# 相关数据时空分布图

# 1. 全球月平均最高温度空间分布

全球多年月平均最高温度是指各个国家的月平均最高温，是衡量一个国家气候的标准之一。

全球多年月平均最高温度空间分布原始数据来源为 WorldClim，数据格式为栅格数据，空间分辨率为 1 km，数据时间为 2018 年。

该数据表明，全球多年月平均最高温度存在显著的时间和地域差异。

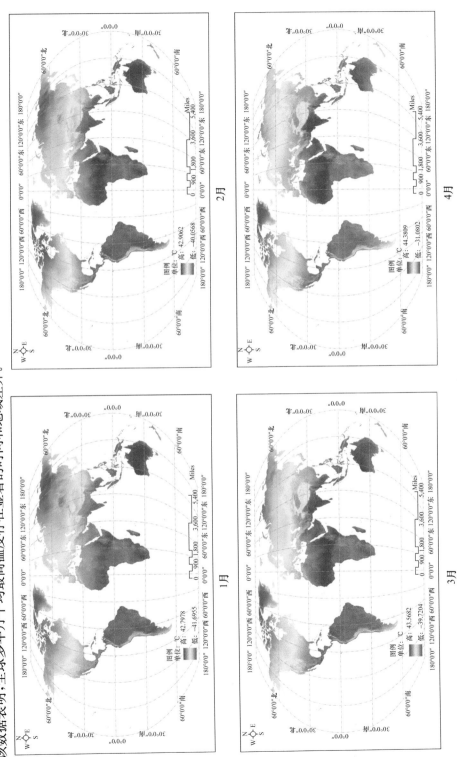

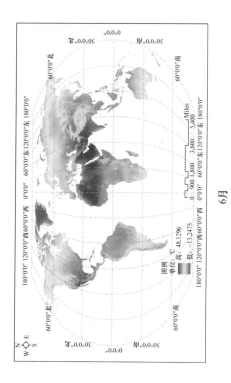

6月

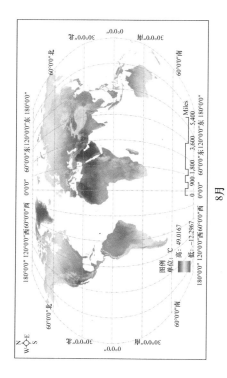

8月

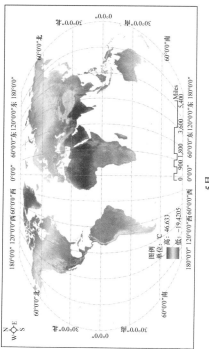

5月

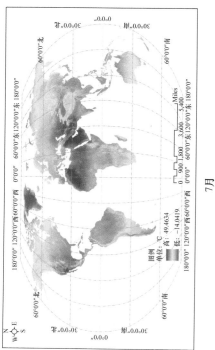

7月

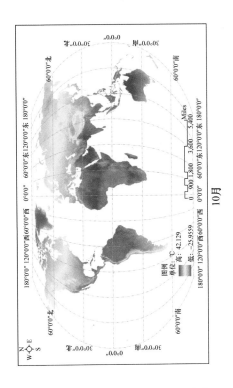

10月

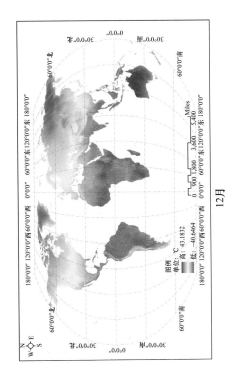

12月

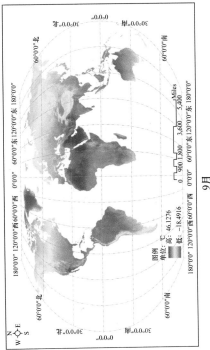

9月

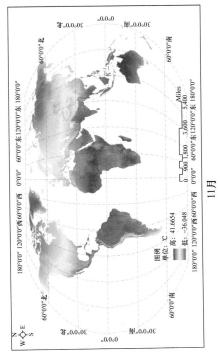

11月

## 2. 全球月平均最低温度空间分布

全球多年月平均最低温度是指各个国家的月平均最低温度，是衡量一个国家气候的标准之一。

全球多年月平均最低温度空间分布原始数据来源为 WorldClim，数据格式为栅格数据，空间分辨率为 1 km，数据时间为 2018 年。

该数据表明，全球多年月平均最低温度存在显著的时间和地域差异。

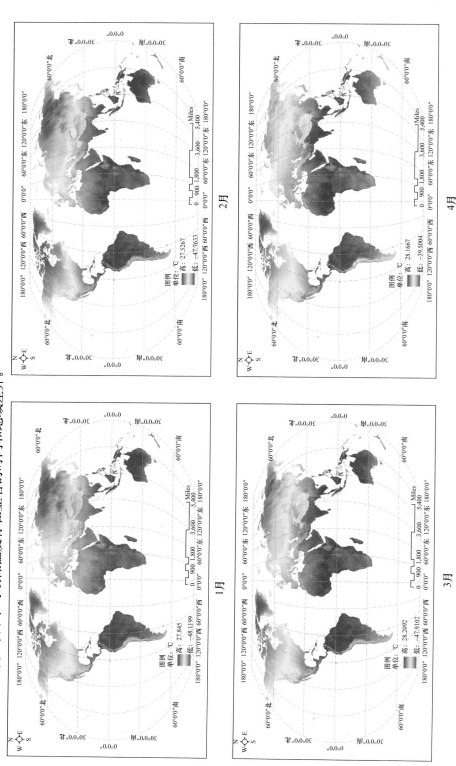

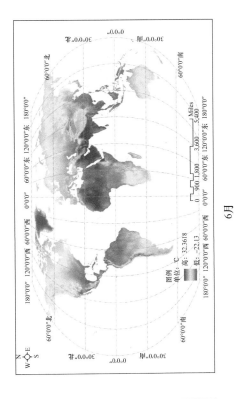

6月

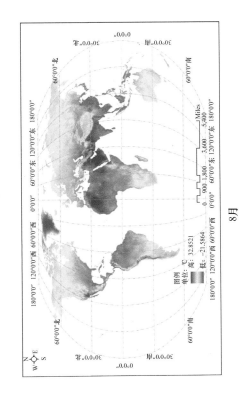

8月

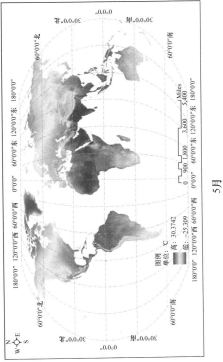

5月

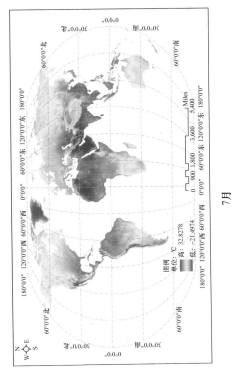

7月

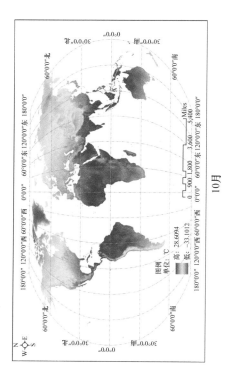

10月

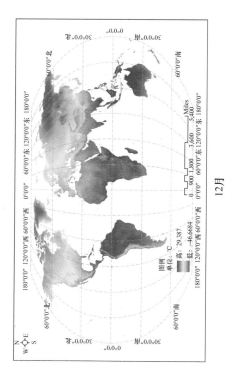

12月

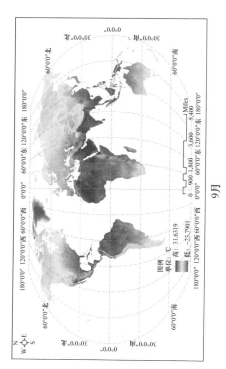

9月

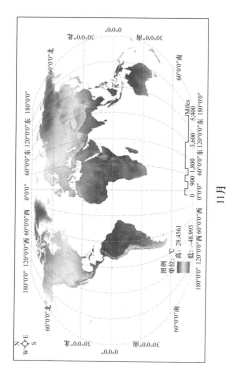

11月

## 3. 全球降水空间分布

全球降水空间分布是指各个国家的月降水总量，是衡量一个国家水资源状况的标准之一。

全球降水空间分布原始数据来源为 WorldClim，数据格式为栅格数据，空间分辨率为1 km，数据时间为 2018 年。

该数据表明，全球月降水量在时间和空间上存在显著的差异性。

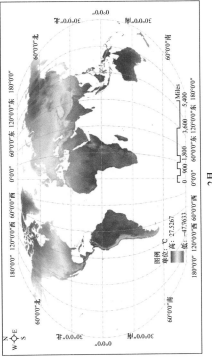

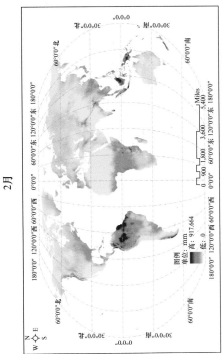

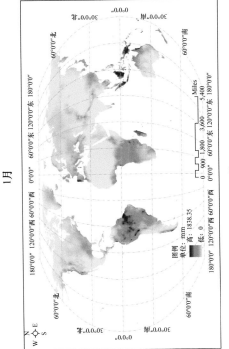

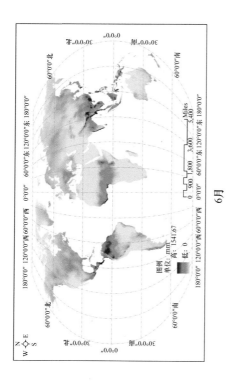

6月

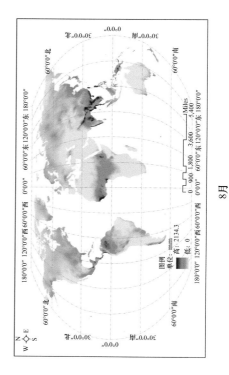

8月

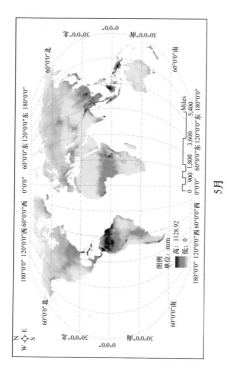

5月

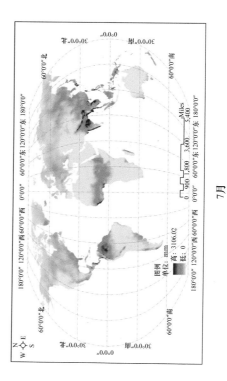

7月

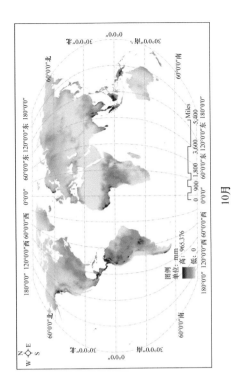

10月

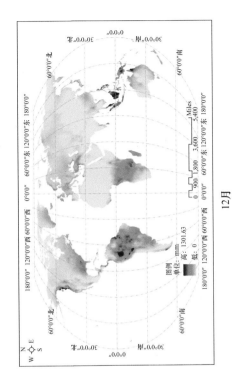

12月

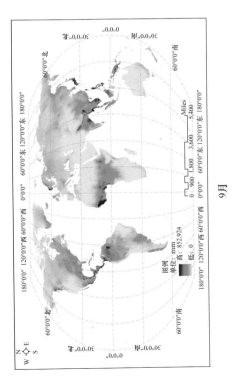

9月

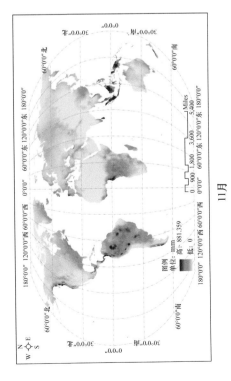

11月

## 4. 全球空气质量空间分布

全球空气质量(PM₂.₅)空间分布原始数据来源为 NASA's Socioeconomic Data and Applications Center (SEDAC),数据采用地理加权回归模型预测和调整包括 Moderate-resolution Imaging Spectrometer (MODIS), Multi-angle Imaging Spectrometer (MISR),SeaWiFS Aerosol Optical Depth (AOD)数据衍生值中每个网格单元的残余 PM₂.₅ 偏差生成。数据格式为栅格数据,空间分辨率为 1.1 km,数据空间范围为经度覆盖全球,纬度为 55°S~70°N,数据时间为 2015 年。

该数据表明,全球空气质量空间分布存在显著差异。

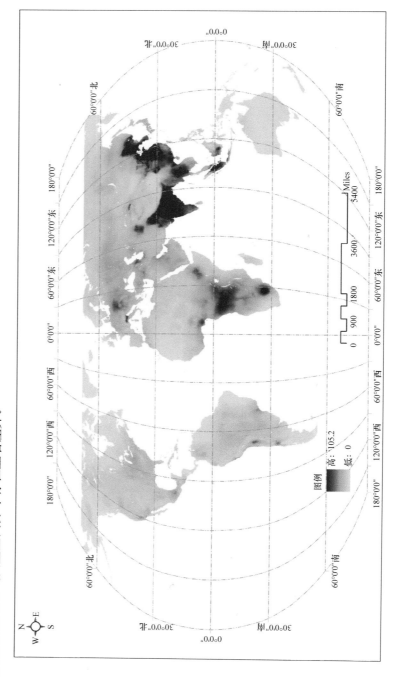

# 5. 全球道路交通空间分布

全球道路交通空间分布是指各个国家（地区）的铁路分布。

全球铁路空间分布原始数据来源为 ADC WorldMap 7.1 数据库，数据格式为矢量数据，空间分辨率为 1：100 万，数据时间为 2010 年。

该数据表明，全球道路空间分布存在着明显地域差异。

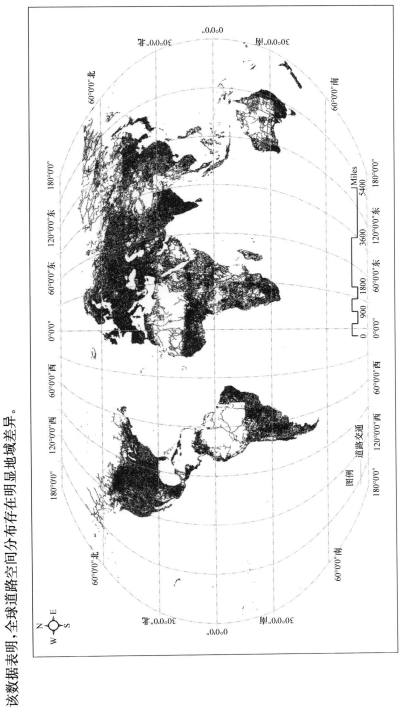

## 6. 全球人口密度空间分布

全球人口密度空间分布是指各个国家（地区）的人口在一定空间上的密度分布。

全球人口密度空间分布原始数据来源为 NASA's Socioeconomic Data and Applications Center (SEDAC)，数据格式为栅格数据，空间分辨率为 1 km，数据时间为 2020 年。

该数据表明，全球人口密度空间分布存在明显地域差异。

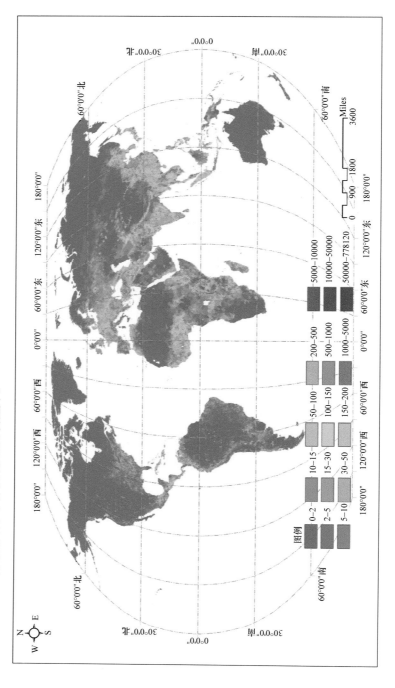

# 7. 全球植被覆盖指数空间分布

全球植被覆盖指数空间分布是指各个国家（地区）的植被在一定空间上的分布。

全球植被覆盖指数空间分布原始数据来源为 moderate-resolution imaging spectroradiometer（MODIS），数据格式为栅格数据，空间分辨率为 11 km，数据时间为 2020 年 12 月 1 日（数据以 16 天为间隔更新），数据空间范围为经度覆盖全球，纬度为 55°S~70°N。

该数据表明，全球植被覆盖空间分布存在明显地域差异。

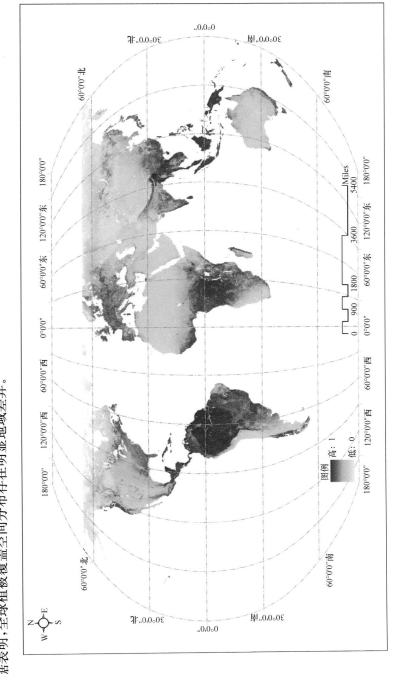

# 8. 全球土地资源类型空间分布

全球土地资源类型空间分布是指各个国家（地区）的土地资源类型在一定空间上的分布状况。

全球土地资源类型空间分布原始数据来源为 moderate-resolution imaging spectroradiometer（MODIS），数据格式为栅格数据，空间分辨率为 500 m，数据时间为 2019 年。

该数据表明，全球土地资源类型空间分布存在显著的地域差异。

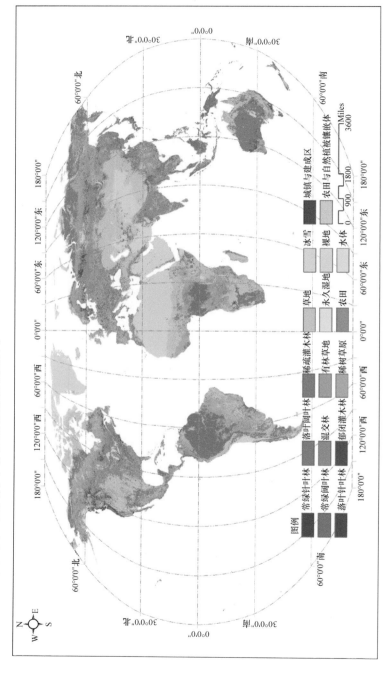

## 9. 全球河流空间分布

全球河流空间分布是指各个国家（地区）的陆地范围内的主要河流在空间上的分布状况。

全球河流空间分布原始数据来源为 ADC WorldMap7.1 数据库，数据格式为矢量数据，空间分辨率为 1：100 万，数据时间为 2013 年。

该数据表明，全球水资源空间分布存在着明显地域差异。

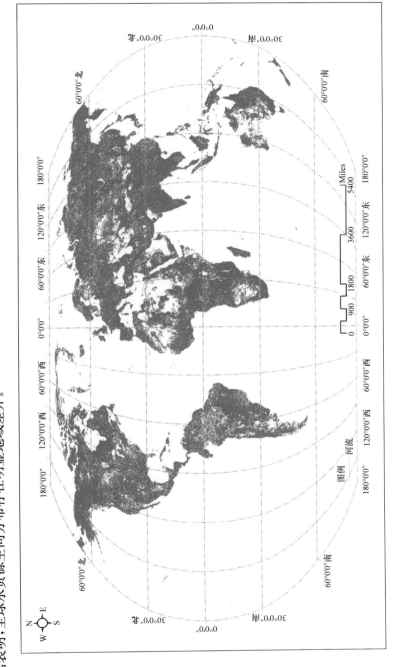

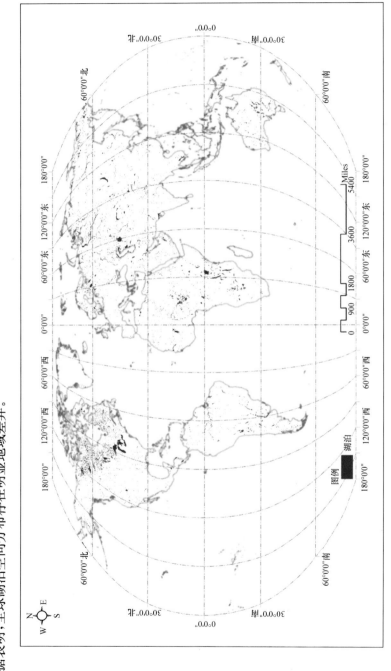

## 10. 全球湖泊空间分布

全球湖泊空间分布是指各个国家（地区）的陆地范围内的主要湖泊在空间上的分布状况。

全球湖泊空间分布原始数据来源为 ADC WorldMap7.1 数据库，数据格式为矢量数据，空间分辨率为 1：100 万，数据时间为 2013 年。

该数据表明，全球湖泊空间分布存在在明显地域差异。